그림으로 쉽게 알 수 있는

혈액가스

Yasuhiko Iino

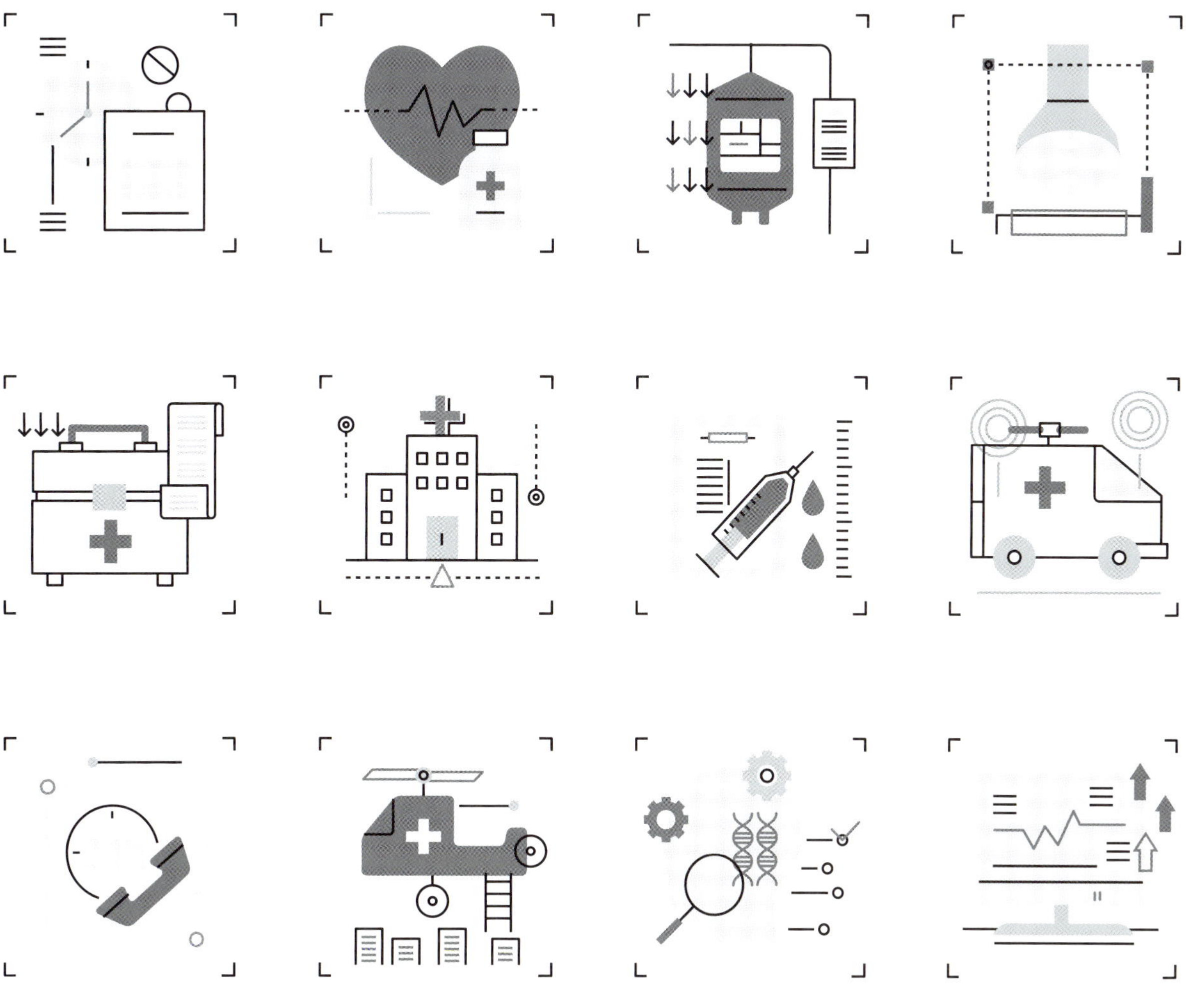

신흥메드싸이언스

Blood Gases at a Glance, Second Edition
by Yasuhiko Iino, M.D.
ISBN 978-4-89592-7314

그림으로 쉽게 알 수 있는

혈액가스

발　　행　2017년 7월 28일
지 은 이　Yasuhiko Iino
발 행 인　홍 성 혁
발 행 처　신흥메드싸이언스
편　　집　정 민 지
디 자 인　박 은 경
주　　소　서울시 영등포구 양산로 53, 501호 (양평동 3가)
등록번호　제318-2007-000077호
전　　화　02-2165-8670
팩　　스　02-2165-8675
홈페이지　www.shmed.co.kr
I S B N　978-89-6498-057-6 93510
정　　가　28,000원

서문

『그림으로 쉽게 알 수 있는 혈액가스』는 초판이 2000년 5월에 발간되어 현재까지 이르렀으며, 그 13년간 여러 종류의 서적보다도 기대 이상의 좋은 평가를 해준 것에 대해 필자로서 감사하게 생각한다. 이번 개정은 시리즈인『그림으로 쉽게 알 수 있는 수분과 전해질』,『그림으로 쉽게 알 수 있는 수액요법』과 동시에 이루어져, 의학의 진보에 맞춰 새로운 내용을 담았다.

산염기평형은 이해하기까지 힘들지만 기본을 익힌다면 임상에서 많은 도움이 될 것이다. 예전 도쿄의과치과대학 은사인 越川昭三 선생님의『산염기평형의 지식』초판을 졸업 후 첫 해에 표지가 떨어질 정도로 읽은 것이 생각난다. 생각의 변화가 있었지만 산염기평형의 기본은 바뀌지 않았다. 즉, 혈액가스의 평가는 임상상, 가스 변환과 산염기평형인 두 개의 지표로서 중요하며 심부전, 호흡부전, 신부전, 수술, ICU 관리, 응급구조 등의 중증 환자의 치료에서 피할 수 없는 지식이다.

이번의 개정에서는 세계적으로 사용되고 있는 Boston의 Harvard대학을 중심으로 한 Schwartz 등의 이론을 중심으로 서술했는데 그 외에는 BE(base excess)를 이용한 Copenhagen의 Siggaard-Andersen의 이론도 제17장의 The Great Trans-Atlantic Acid-Base Debate로서 사용하였다. 그리고 ICU나 응급의에게 사용되기 시작한 Stewart의 이론도 두 장에 걸쳐서 소개되었다(30, 31장). Stewart의 산염기평형 분석법은 지금까지의 HCO_3^-나 BE를 사용한 대사성 인자의 분석도 전혀 다른 방식으로 도출되어 있으며 약간 복잡하지만 보다 정확하게 산염기평형장애를 분석할 수 있다. 이것은 $PaCO_2$, 강이온차이(SID), 총약산 농도(A_{Tot})인 세 가지 인자로 판단할 수 있는 것이며 HCO_3^-은 종속인자로서 자리를 잡았고 이후에는 치료법에도 영향을 줄 가능성이 있다. 하지만 임상에서는 지금까지의 고전적 산염기평형 평가법으로 충분히 대응할 수 있으며 아직까지 의학 교육이나 일반 임상에서는 Schwartz의 이론이 사용되고 있다. 게다가 이번 개정에서 각 장에 독자에게 참고가 될 만한 문헌을 첨부했다. 흥미가 있는 사람은 공부하길 바란다.

『그림으로 쉽게 알 수 있는 수분과 전해질』(1995년 초판),『그림으로 쉽게 알 수 있는 수액요법』(1997년 초판)에 이어 2000년에 출판한『그림으로 쉽게 알 수 있는 혈액가스』세 권은 필자에게 있어서도 특별한 것으로, 모든 지식을 쏟아 부었다. 이번 개정으로 새로운 지식도 첨가하여 학생(의학부·약학부·간호학부 등), 연수의, 의료관계자에게 매력적인 책이 될 수 있도록 기초 지식도 이해하기 쉽게 쓰려고 노력했다.

조금이라도 독자, 그리고 환자에게 도움이 된다면 행복할 것이다.

2013년 1월 29일
네즈신사의 커다란 은행나무 아래서

Iino Yasuhiko

차례

V. 산염기평형장애의 기본과 치료법

VI. 혈액가스의 임상적 이용법

이 책의 사용법

개정판『그림으로 쉽게 알 수 있는 혈액가스』는 기본적인 자세는 바꾸지 않고 새로운 항목을 더하여 내용을 충실하게 채웠다.

우선, 처음에 임상의에게 필요한 step by step에서 혈액가스를 읽는 법을 기재하고 모두가 각각의 부분만을 이해할 수 있다면 환자의 산염기평형 상태를 알 수 있도록 했다. 따라서 이 부분만이라도 이해할 수 있다면 즉시 임상에 사용할 수 있다. 만약 잘 모르는 점이 있다면 다른 장을 참고로 해도 상관없다.

다음으로 혈액가스를 이해하는 데 필요한 최소한의 지식을 정리했다. 가능하다면 이 부분도 일단은 봐두면 이해하기 쉬워진다.

12~15장은 주로 호흡기에 관한 산염기평형 조절을 이해하는 데 필요한 지식이다. 산염기평형은 주로 신장과 폐에서 조절하고 있으며 호흡기에 의한 가스교환도 이해할 필요가 있다. 필자는 신장 전문의이므로 호흡기에 관해서는 그다지 알지 못하기 때문에 많이 기재하지 않았다. 흥미가 있는 사람은 호흡기 전문서적을 읽으면 참고가 될 것이다. 하지만, 산염기평형의 이해를 위해 필요한 최소한의 호흡기 가스교환은 기재하였다.
그리고 다음 장부터는 산염기평형의 기초지식을 해설했다.

다음에 산염기평형장애인 네 개의 기본형을 해설해두었다. 이것은 치료로도 연결되는 중요한 부분이며 또한 step by step으로 혈액가스 읽는 법에 필요한 지식이다.

개정판에서는 새로운 산염기평형 이상의 치료법에 대해서도 해설을 더했다.
또한, 임상에서 필요한 각종 병태에서의 산염기평형 이상에 대해서 더욱 자세하게 서술하고 있다.

용어해설

HCO_3^-: 중탄산이온
PaO_2: 동맥혈산소분압
$PaCO_2$: 동맥혈탄산가스분압
SaO_2: 동맥혈산소포화도

산혈증(acidemia): 동맥혈가스(arterial blood gas) pH가 정상 범위를 밑돎(<7.36)
알칼리혈증(alkalemia): 동맥혈가스 pH가 정상 범위를 넘음(>7.44)
산증(acidosis): 세포외액 pH를 저하시키는 병태(H^+이 증가하는 병태). 이것은 HCO_3^- 저하(대사성 산증) 또는 $PaCO_2$ 상승(호흡성 산증)으로 인해 나타난다.
알칼리증(alkalosis): 세포외액 pH를 상승시키는 병태(H^+이 저하하는 병태). 이것은 HCO_3^- 증가(대사성 알칼리증) 또는 $PaCO_2$ 저하(호흡성 알칼리증)로 인해 나타난다.
단순성 산염기평형장애: 대사성 산증, 대사성 알칼리증, 호흡성 산증, 호흡성 알칼리증(4개의 기본형) 중 1개의 병태가 존재하는 산염기평형장애이다.
혼합성 산염기평형장애: 4개의 기본형 중 2개 이상의 병태가 합병하는 산염기평형장애이다. 혼합성 장애는 현재 병력, 보상성 변화의 정도, 전해질 변화, anion gap을 의심하고 감별한다. 예를 들어, 구토를 하게 되면 H^+ 상실이 위액에서 일어나 대사성 산증을 초래하지만, 동시에 체액량 소실로 인한 쇼크에 빠지면, 혈류량이 저하해 젖산성 산증을 일으킨다. 이것은 혼합성 산염기평형장애의 예 중 하나일 뿐 실제 임상 현장에서는 단순성 장애보다도 혼합성 장애의 빈도가 높다.

[주의]

본서에 기재된 정보에 대하여는 정확함을 위해 일반 임상에서 널리 쓰이는 방법을 기재하도록 주의하였다. 그러나, 저자 및 출판사는 본서의 정보를 사용한 결과로 생기는 상황에 대한 책임이 없음을 알린다. 본서의 내용과 같은 특정 상황에서의 적용에 대한 책임은 의사 각자에게 있다.

저자 및 출판사는 본서에 기재한 약물의 선택, 용량에 대해서는 출판 시 최신지견 및 임상 에서 확인된 것을 적용하고 있다. 하지만, 의학은 매일 진보하고 있고 정부의 규제와 약물요법, 약물 반응에 관한 정보는 매일 바뀌고 있으므로 약물 사용에 대해서는 독자 스스로가 각각의 약물 첨부문서를 참조하고 적용, 용량에 부가된 주의·경고에 관한 변화를 항상 확인하도록 해야 한다. 특히, 추천 약물이 새로운 경우나 범용 약물이 아닌 경우에 중요하다.

그림으로 쉽게 알 수 있는 혈액가스

1 혈액가스를 읽는 법(들어가기 전에)

단계적으로 혈액가스를 평가해 나가면 병태가 보인다. 등산처럼 한걸음 한걸음이 정상으로 가는 길이다.

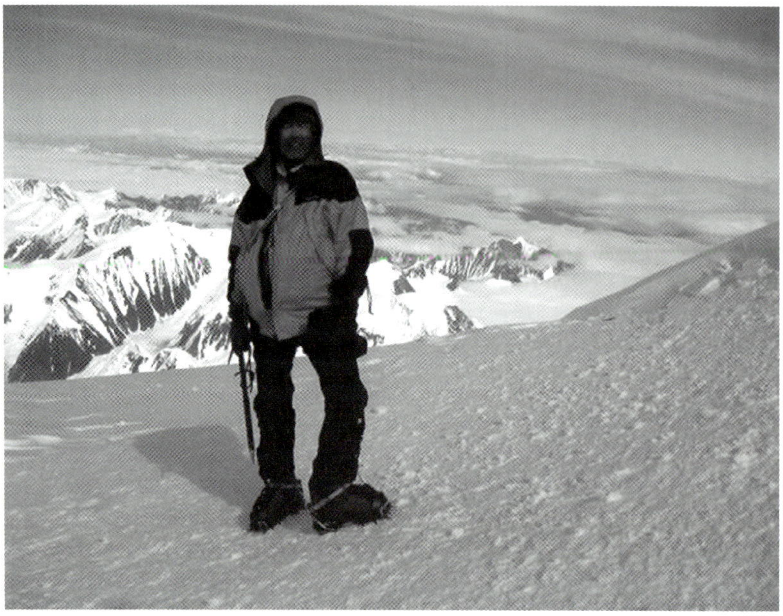

매킨리 정상 바로 아래에서의 필자

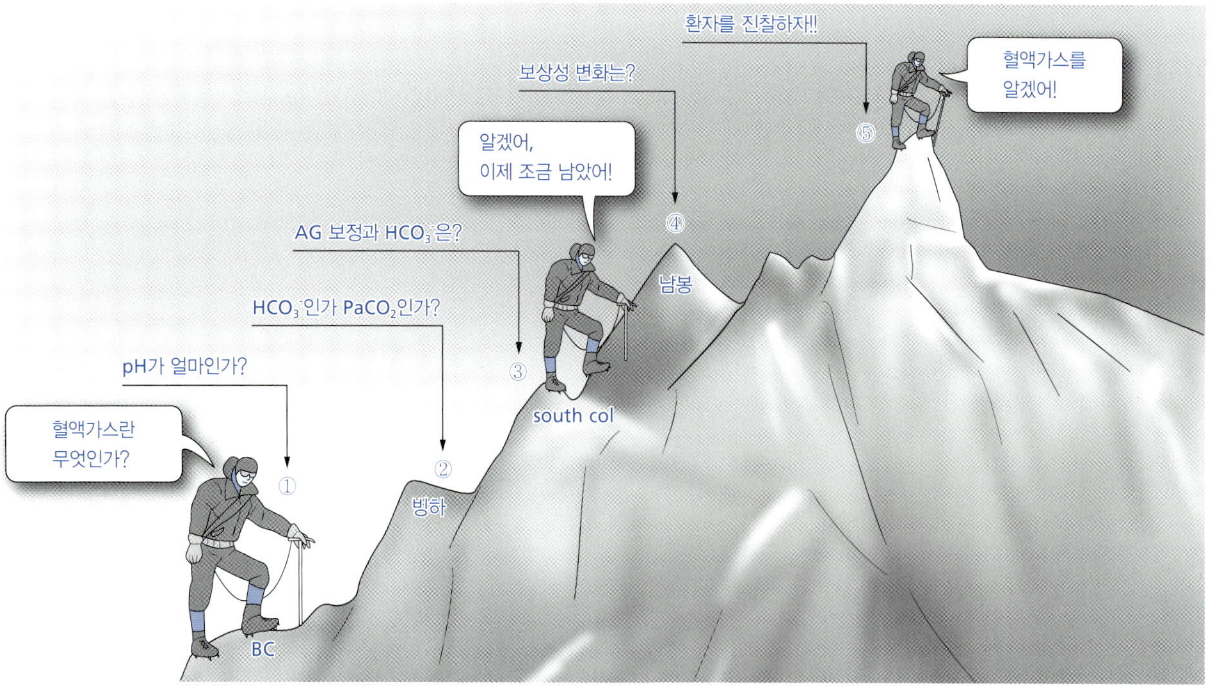

• 혈액가스(산염기평형)를 알기 위한 기본 Step

산염기평형 상태를 평가하기 위한 혈액가스를 읽는 법은 5개의 Step으로 이루어진다. **Step 1**에서는 혈액이 정상보다 산성인지, 알칼리성인지를 판단한다. **Step 2**에서는 혈액의 산성·알칼리성으로의 변화가 HCO_3^-의 변화로 일어나는지, $PaCO_2$의 변화로 일어나는지를 판단한다. **Step 3**에서는 음이온차이(anion gap)를 계산하고 대사성 산증의 원인을 추정한다. **Step 4**에서는 보상성 변화의 정도를 평가하고 단순성 산염기평형장애인지, 호흡성 장애와 대사성 장애의 합병으로 인한 혼합성 산염기평형장애인지를 판단한다. **Step 5**에서는 임상상(환자)과 함께 생각하여 진단·치료를 실시한다.

또한 치료를 실시한 후에는 다시 혈액가스와 생화학검사, 임상증상을 체크하고 치료 효과를 판정해 다음 치료법을 변경한다(피드백).

최소한, 아래의 Step은 생각해둘 필요가 있다(essential minimum).

• Step

본 장에서부터 6장까지는 실제로 혈액가스를 읽는 법이다. 예비지식이 없으면 처음에는 이해할 수 없을지도 모르지만 용어 등을 1개씩 오른쪽 페이지에 설명하고 있으므로 대부분의 혈액가스 읽는 법을 이해할 수 있을 것이다. 이해할 수 없는 부분은 넘기고 본서를 모두 읽고 난 다음에 다시 한번 '혈액가스를 읽는 법'의 항목을 읽으면 이해하기 더욱 쉬워질 것이다. 각각의 Step에 관해서는 다음 장 이후에 자세하게 설명했으므로 이 장에서는 요약하여 설명한다.

Step 1	동맥혈가스 pH로 산혈증인지, 알칼리혈증인지를 판단한다

Step 2	혈액가스의 이상이 HCO_3^-의 변화로 인한 것인지, $PaCO_2$의 변화로 인한 것인지를 판단한다

Step 3	음이온차이(anion gap, AG)를 계산한다. 또한 AG가 증가하는 경우에는 보정 HCO_3^-을 계산한다

Step 4	호흡성 장애와 대사성 장애의 합병(혼합성 장애)에 대하여, 보상성 변화를 계산하여 판단한다

Step 5	혈액가스 소견 및 현재 병력, 신체 소견, 검사 소견 등을 종합하여 최종적인 병태생리를 이해하고 진단한다

2 혈액가스를 읽는 법(Step 1)

혈액이 정상보다 산성인지 알칼리성인지를 생각한다(정상혈액 pH=7.40).

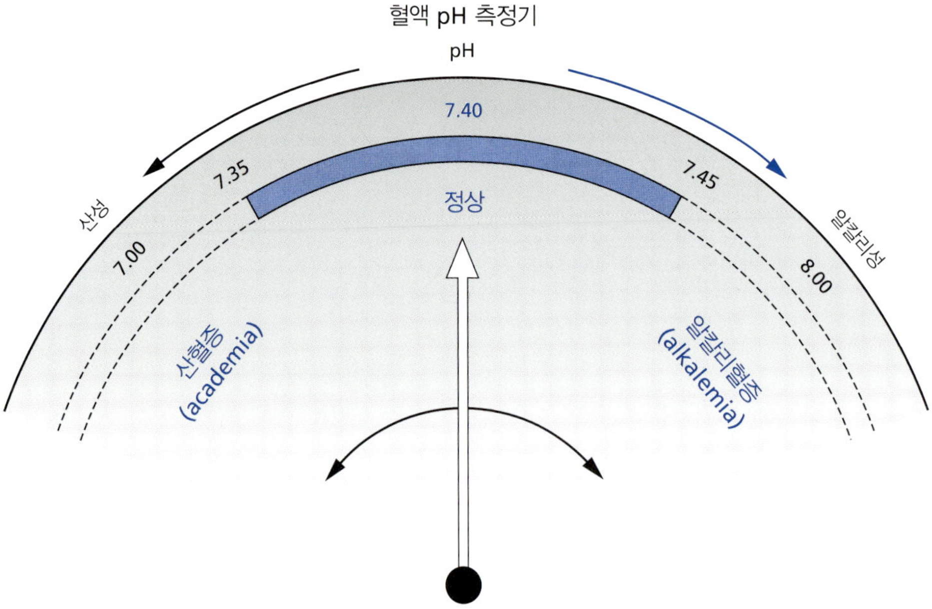

기본식

$$H^{+}+HCO_3^{-} \rightleftharpoons H_2CO_3$$

$$\frac{[H^{+}]\cdot[HCO_3^{-}]}{[H_2CO_3]} = K$$

$$[H^{+}]\ (nM/L) = 24 \times \frac{PaCO_2\ (Torr)}{[HCO_3^{-}]\ (mEq/L)}$$

$$pH = \log\frac{1}{[H^{+}]} = 6.1 + \log\frac{[HCO_3^{-}]}{0.03 \times PaCO_2}\ (\text{Henderson-Hasselbalch식})$$

Step 1 동맥혈가스 pH로 산혈증인지, 알칼리혈증인지를 판단한다

문제 다음의 pH는 정상인가, 산혈증인가, 알칼리혈증인가?

1) pH=7.40 2) pH=7.50 3) pH=7.30 4) pH=7.43 5) pH=7.37

혈액가스 데이터는 보통 pH, PaO_2, $PaCO_2$, HCO_3^-으로 구성되어 있다. 그 외로 base excess 등을 첨가하는 경우도 있지만, 기본적으로 혈액가스 분석에 필요한 인자는 이 네 가지이다. 여기에서부터 혈액가스 해독이 시작되는 것이다. 들어가기 전에 말해두겠지만, 해독은 단순하므로 환자의 병태생리를 이해하면 어렵지 않다. 그리고 혈액가스의 중요성을 이해하면 환자의 진료에 도움이 된다.

먼저, 문제를 풀어 보자. 너무 쉽다고 생각할 수도 있지만 단계적으로 혈액가스를 읽는 습관을 들이는 것이 좋다. 물론 동맥혈의 정상 pH는 **7.40±0.05**이고(이것은 기억해 둬야 한다) 이것보다 더 증가하면 혈액이 정상보다 알칼리성으로 기울어져 있는 알칼리혈증이며, 정상보다 저하되어 산성으로 기울어져 있으면 산혈증이 된다. 화학적으로는 7.00이 중성이지만, 동맥혈에서는 7.40를 기준으로 증가하면 알칼리혈증, 감소하면 산혈증이라고 부르고 있다. 이것을 알면 답은 간단하다.

pH는 H^+ 농도의 역수(1/H)의 대수(log 1/H)이며, pH가 증가한다는 것은 H^+ 농도가 감소(알칼리성으로 기운다)하는 것을 의미한다. 반대로 pH가 감소한다는 것은 H^+ 농도가 증가한다는 것이다. H^+ 농도와 pH는 반대로 움직이는 것을 기억해야 한다(역수의 대수를 생각하면 당연하지만).

답 1) 정상, 2) 알칼리혈증, 3) 산혈증, 4) 정상, 5) 정상

• 동맥혈가스

일반적으로 혈액가스 분석은 동맥혈을 이용한다. 이것은 호흡 기능을 관찰하는데 **PaO_2, $PaCO_2$**의 수치가 중요하기 때문이다. 실제로는 동맥혈과 정맥혈에서 HCO_3^-의 수치는 크게 변하지 않는다(10장 참조). 따라서 산염기평형을 판단하는 경우에는 정맥혈로도 대신할 수 있다.

• 혈액 pH는 왜 알칼리성(7.40)인가?

동맥혈 pH는 7.40±0.05로 매우 좁은 범위에서 신장과 폐에 의해 조절되고 있다. **세포 내 pH는 거의 중성(7.00)**이며, 이 동맥혈과 세포 내 pH의 차이가 생체에 중요한 작용을 하고 있다. 그 이유는 pH 7.00에서 세포 내의 수용성 저분자 중간 대사산물(산성 화합물, 염기성 화합물)은 대부분이 이온화되며(ionization window), 이온화된 물질은 세포막을 투과하기 어려운 성질 때문에 세포의 중간 대사산물은 세포 외로 누출되지 않고 세포의 물질 대사에 이용할 수 있기 때문이다. 그런데 세포 대사의 결과로 생산된 최종 산물의 대부분은 CO_2를 비롯해 대부분이 비이온성(또는 이온성) 산성 물질이며, 세포외액 pH가 알칼리성이라면 세포 내에서 세포 외로 산성 대사산물의 이동(확산)에 유리하다(배설할 수 있다).

• 산혈증(acidemia)

산증이라는 말은 자주 듣지만, 산혈증은 그다지 들어 본 적이 없다고 말할지도 모른다. 그러나 중증 환자에게서 자주 나타나는 혼합성 산염기평형장애의 개념을 이해하기 위해서는 꼭 필요하므로 이 개념을 알아두어야 한다. 동맥혈 pH가 정상(pH 7.40±0.05)보다 산성으로 기울어 있는(감소하고 있는) 상태를 말한다. 즉, pH$<$7.35이다.

• 알칼리혈증(alkalemia)

동맥혈 pH가 정상(pH 7.40±0.05)보다 알칼리성으로 기울어 있는(증가하고 있다) 상태를 말한다. 즉, pH$>$7.45이다.

• 산증과 산혈증의 차이

산증은 혈액이 산성이 되는 듯한 병태(변화)를 나타내고 있다(즉, 혈액이 산성과 비슷하게 변하는 질병). 산혈증은 동맥혈 pH가 정상(pH 7.40+0.05)보다 저하되어 있음을 나타내고 있다. 예를 들어, 신부전 등은 H^+을 배설할 수 없는 병태로 산증이라고 부를 수 있다. 일반적으로 산혈증을 나타내지만 이 상태에 다량의 중조(탄산수소나트륨) 투여와 과호흡이 더해진다면, pH가 7.45보다 상승할 가능성이 있다. 이러할 때, 혈액은 알칼리혈증을 나타내지만 신부전에 의한 산증도 존재하고 있다. 이러한 산염기평형장애를 혼합장애라고 한다.

• 알칼리증과 알칼리혈증의 차이

알칼리증은 혈액이 알칼리성이 되는 듯한 병태(변화)를 나타내고 있다(즉, 혈액이 알칼리성이 되는 듯한 질병). 알칼리혈증은 동맥혈 pH가 정상(pH 7.40±0.05)보다 상승하고 있음을 나타내고 있다. 예를 들어, 과호흡증후군(hyperventilation syndrome)으로 호흡성 알칼리증이 있으면 일반적으로 알칼리혈증을 나타내는데 여기에 당뇨병케톤산증이 더해지면 과호흡증후군에 의한 호흡성 알칼리증이 존재하지만 혈액은 산혈증이 될 가능성이 있다.

• 살리실산 중독

살리실산(salicylic acid)을 대량으로 섭취하고 중독을 일으킨 환자에게서는 세포 대사장애로 인한 **대사성 산증**이 되는 것과 동시에 중추신경에 작용하여 호흡을 자극하고 **호흡성 알칼리증**을 일으킨다. 따라서 세포 대사장애를 강하게 일으키면 산혈증이 되고, 호흡 자극이 강해지면 알칼리혈증이 된다. 실제로 소아의 경우에는 세포장애가 강해 산혈증이 되기 쉽고, 성인은 호흡 자극이 잘 나타나므로 알칼리혈증이 되기 쉬워진다. 살리실산 중독은 혼합성 산염기평형장애의 전형적인 예이다.

3 혈액가스를 읽는 법(Step 2)

일차성 변화가 무엇인지를 생각한다.

Henderson-Hasselbalch식

$$pH = 6.1 + \log \frac{[HCO_3^-]}{0.03 \times PaCO_2}$$

$[HCO_3^-]$ ← 대사성 인자 (주로 신장)

$0.03 \times PaCO_2$ ← 호흡성 인자 (폐)

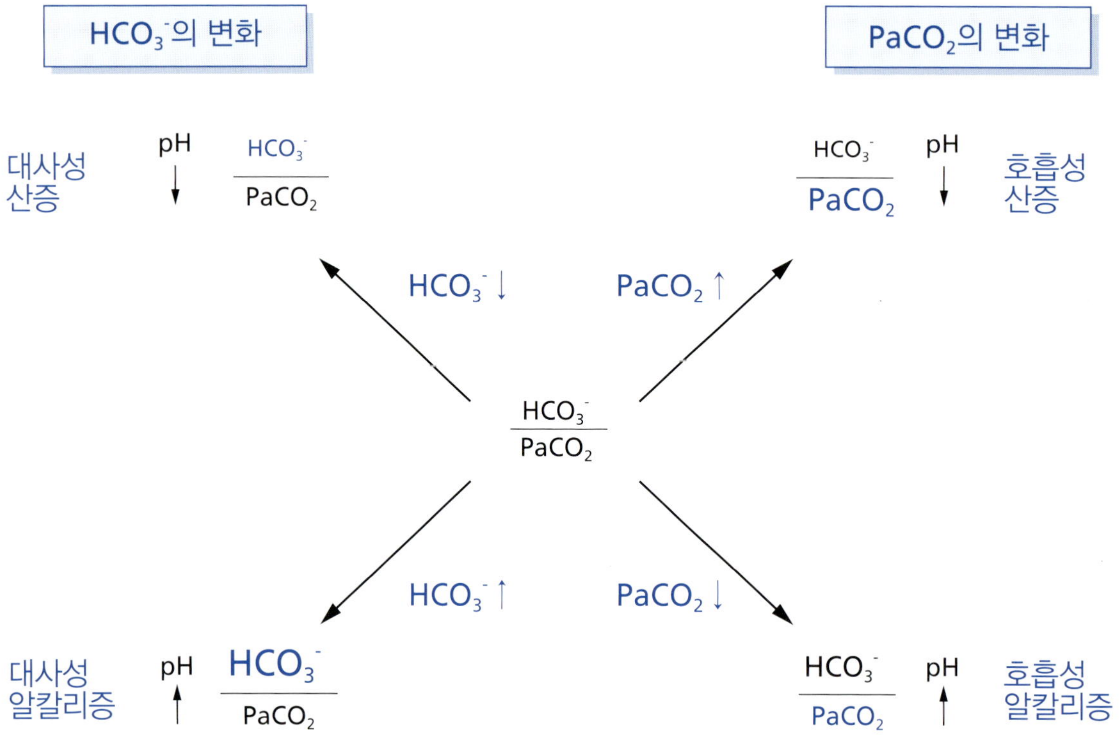

pH의 기본적 변화(pH는 HCO_3^-과 $PaCO_2$의 비율로 결정된다)

Step 2	혈액가스의 이상이 HCO_3^-의 변화로 인한 것인지, $PaCO_2$의 변화로 인한 것인지를 판단한다

문제 다음 혈액가스 소견이 산증인지, 알칼리증인지를 판단한 후, HCO_3^-과 $PaCO_2$에 이상이 있는지 없는지를 서술하고, 또한 어느 쪽의 이상이 pH 변화의 원인인지를 설명하라.

동맥혈가스: pH=7.32, $PaCO_2$=28, HCO_3^-=14

혈액의 pH를 결정하는 것은 Henderson-Hasselbalch 식에서도 알 수 있듯이 HCO_3^- 농도와 $PaCO_2$인 두 가지 요인이다. 또한 결정 인자의 절대값이 아닌 비율이 중요하다는 것을 명심해야 한다. 즉, 그림에 나타낸 것과 같이 HCO_3^-이 분자에, $PaCO_2$이 분모에 있는 비율이 pH와 비례하고 있다. 이 때문에 분자, 분모 중 어느 하나가 변화하면 반드시 pH는 달라진다. 두 인자의 증감이 산염기평형장애의 네 가지 기본형이다.

또한 실제 환자에게서는 HCO_3^-과 $PaCO_2$ 모두가 변화하는 혼합성 산염기평형장애도 볼 수 있다. 여기에서는 먼저 산혈증 또는 알칼리혈증을 일으킨 원인이 HCO_3^-의 변화에 의한 것인지, $PaCO_2$ 변화에 의한 것인지를 판정한다.

이 환자의 동맥혈 pH는 7.32로 정상인 7.40보다 감소하고 있으므로 산혈증이며 $PaCO_2$은 정상인 40에 비해 역시 감소하고 있다. 그러나 왼쪽 그림에 나타낸 바와 같이, 만약 $PaCO_2$ 저하가 원인이라고 가정하면 pH는 상승(호흡성 알칼리증)해야 하는데 이 환자는 pH가 저하되어 있다. 이것은 비정상적이다.

다음으로 HCO_3^-을 살펴보면 정상인 24에 비해 감소하고 있다. 그림에서 판단하면 알 수 있듯이, HCO_3^-의 감소는 pH의 저하를 일으킨다(대사성 산증). 따라서 환자의 혈액가스 이상은 HCO_3^-의 감소가 기본이 된다고 판단된다.

그러면 $PaCO_2$은 왜 변화한 것일까? 인간의 신체는 pH를 가급적 정상적으로 유지하려고 하는 보상작용이 있는 것이 그 이유이다(보상작용에 대한 자세한 내용은 Step 4에서 설명한다). 즉, HCO_3^- 감소에 따른 pH 변화를 최대한 줄이기 위해 호흡을 빨리하여 CO_2를 폐에서 배설하고 $PaCO_2$을 저하시킨 것이다. 이 보상작용으로는 완전히 pH를 정상화시킬 수 없으며, HCO_3^- 변화에 대응하는 $PaCO_2$ 변화량이 대략적으로 정해져 있다(Step 4 참조).

답 산증. HCO_3^-의 감소가 기본적인 이상이다. $PaCO_2$의 변화는 보상작용에 의한 것이다.

• pH의 조절

pH는 $HCO_3^-/PaCO_2$ 비율에 따라 결정되는데, HCO_3^-이 주로 신장에서, $PaCO_2$이 폐에서 조절이 이루어지고 신장에서는 H^+ 배설과 함께 HCO_3^-의 재흡수(생산)를 실시하여 HCO_3^-의 농도를 유지하고 있다. $PaCO_2$이 상승하면 호흡중추가 자극되어 호흡 수가 증가하는 것과 동시에 깊어진다. 이를 통해 혈중 CO_2의 배설이 촉진되어 정상화된다. $PaCO_2$이 감소하면 호흡억제가 나타나고 CO_2 축적이 일어나므로 역시 pH가 정상화한다.

• 대사성 변화

HCO_3^-이 변화하고 pH가 작용하는 것이 대사성 변화이다. 주로 신장이 관여하고 있지만, 그 외에도 당뇨병 등에 의한 대사성 질환의 산 생산 증가에 따라 일어난다. 즉, 신장의 H^+ 배설 저하 또는 H^+ 부하에 의한 것이다.

• 호흡성 변화

$PaCO_2$이 변화하고 pH가 작용하는 것이 호흡성 변화이다. 대부분이 호흡기질환에 의한 것이다.

• 혈액가스 이상의 네 가지 기본형

혈액가스 pH는 $HCO_3^-/PaCO_2$ 비율로 결정되므로 이 두 가지 요인이 증가 또는 감소한 경우의 네 가지 기본형이 존재한다.

• 대사성 산증(metabolic acidosis)

HCO_3^-이 감소하는 병태이며, 만성신부전이나 당뇨병케톤산증 등이 있다. 이러한 병태는 산 생산이 증가하고 혈중 HCO_3^-이 중화를 위해 사용되기 때문에, 또는 신장의 H^+ 배설이 줄어서 HCO_3^-의 감소가 일어난다.

• 대사성 알칼리증(metabolic alkalosis)

HCO_3^-이 증가하는 병태이며, H^+의 상실(구토나 설사 등), 알칼리 과잉 투여 등으로 일어난다.

H^+이 상실되면 $H_2CO_3 \leftrightarrows H^+ + HCO_3^-$의 평형이 오른쪽으로 움직여 HCO_3^-이 증가한다.

• 호흡성 산증(respiratory acidosis)

$PaCO_2$이 상승하는 병태이며, 호흡부전에 의한 폐의 CO_2 배설장애 등으로 일어난다.

호흡에 장애가 발생하면 혈중 CO_2를 충분히 폐에서 배설하지 못하여 혈중 CO_2 축적이 일어난다($PaCO_2 \uparrow$). $HCO_3^-/PaCO_2$ 비율은 감소하고 pH는 저하한다(산성으로 기운다).

• 호흡성 알칼리증(respiratory alkalosis)

$PaCO_2$이 감소하는 병태이며, 과호흡증후군(hyper ven-tilation syndrome)이 이것에 해당한다. 과호흡, 즉 호흡이 빨라지거나 깊어지면 폐에서의 CO_2 배설이 증가하고 혈중 CO_2가 감소한다. $PaCO_2$의 감소로 $HCO_3^-/PaCO_2$ 비율이 증가하고 pH는 상승한다(알칼리성으로 기운다).

• 대사성과 보상성을 혼동하지 않는다

대사성(metabolic)은 산의 축적으로 인한 HCO_3^- 감소를 의미하고 보상성(compensatory)은 혈액 pH 변화를 적게하는 작용을 나타내고 있다.

◈ 참고문헌

1. Javaheri S, Kazemi H. Metabolic alkalosis and hypoventilation in humans. Am Rev Respir Dis. 1987 ; 136 : 1011-6.
2. Bushinsky DA, et al. Arterial PCO_2 in chronic metabolic acidosis. Kidney Int. 1982 ; 22 : 311-4.

4 혈액가스를 읽는 법(Step 3)

음이온차이(anion gap, AG)를 계산한다.

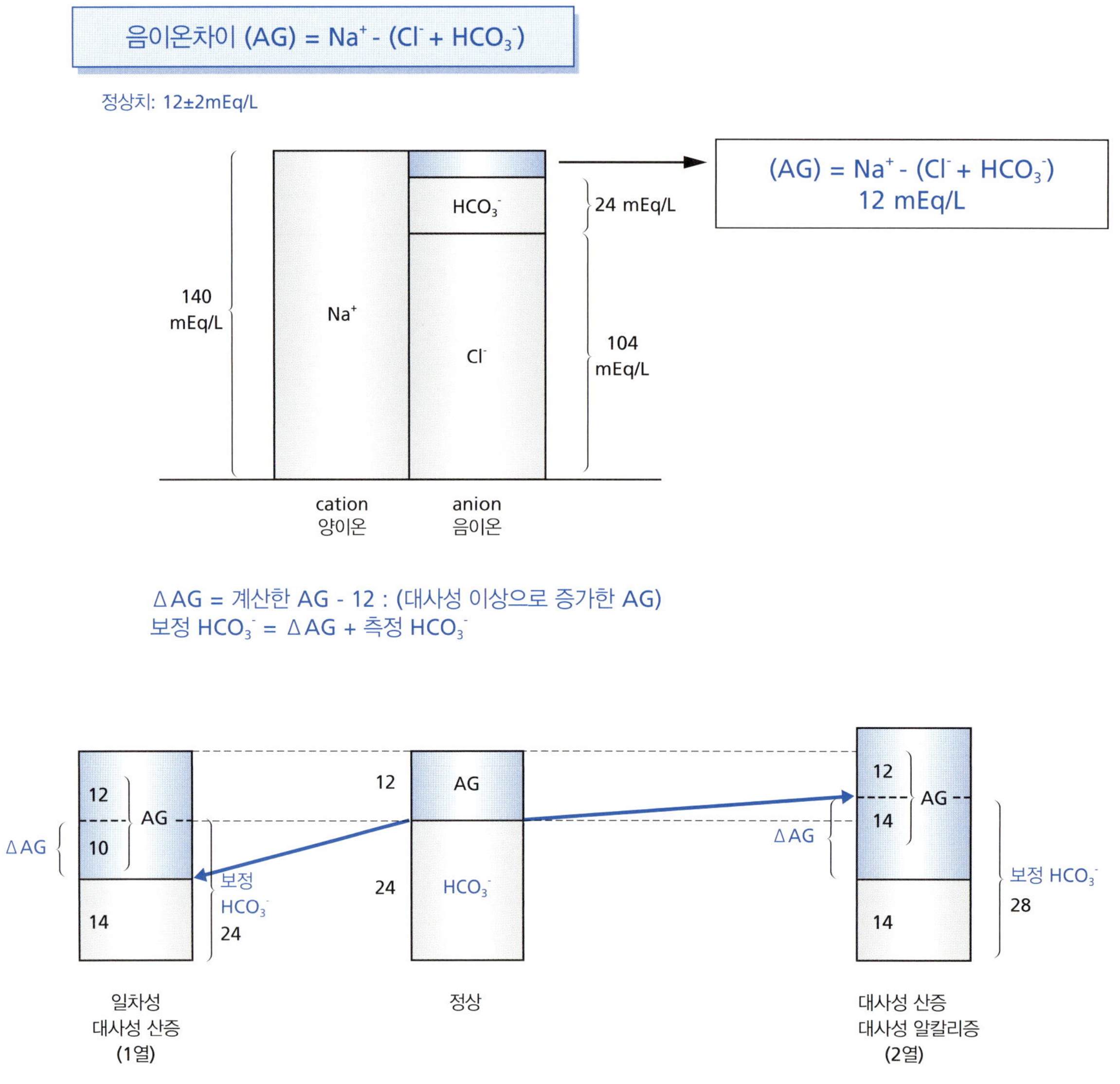

Step 3	음이온차이(anion gap, AG)를 계산한다. 또한 AG가 증가하는 경우에는 보정 HCO_3^-을 계산한다

문제 다음 데이터에서 음이온차이를 계산하라. 또한 음이온차이가 증가하는 경우에는 보정 HCO_3^-을 계산하라.

1열
동맥혈가스: pH=7.32, $PaCO_2$=28, HCO_3^-=14
정맥혈: Na^+ 140mEq/L, K^+ 5.0mEq/L, Cl^- 104mEq/L

2열
동맥혈가스: pH=7.32, $PaCO_2$=28, HCO_3^-=14
정맥혈: Na^+ 140mEq/L, K^+ 5.0mEq/L, Cl^- 100mEq/L

음이온차이(anion gap, AG)는 왼쪽의 그림과 같이 일반적인 측정에서는 검출되지 않는 음이온의 양을 나타낸다. 혈액은 물론 전기적으로 중성이며(산염기에서의 중성과는 다른 의미-전기적으로 중성이 아니면 혈액이 자석에 달라 붙어 버린다) 양이온과 음이온은 같은 수로 존재할 것이다. 그런데 일반적으로 측정하는 혈액 중 양이온(cation)은 Na^+과 K^+이고, 음이온(anion)은 Cl^- 및 HCO_3^-이다. 음이온차이의 계산에서 K^+을 포함하는 경우도 있지만, 혈청 K^+ 4mEq/L으로 소량으로 그다지 음이온차이에 영향을 주지 않기 때문에 계산에 포함되지 않는다. 따라서 음이온차이의 계산은 $Na^+-(Cl^-+HCO_3^-)$이 된다. 이 정상치는 12±2이며 이 부분의 음이온(unmeasurable anion)은 PO_4^{2-}과 SO_4^{2-} 등이 차지하고 있다. 이 음이온차이가 상승하는 것은 케톤체 등의 음이온이 증가하는 경우이다(대사성 산증).

음이온차이가 증가하고 있을 경우에는 보정 HCO_3^-을 계산하여 대사성 산증에 의한 일차성 산염기평형장애인지 다른 산염기평형장애를 합병하고 있는가에 대한 여부를 확인한다.

1열과 2열의 환자는 step 1, 2에서 배운 대로 대사성 산증이 있다. 대사성 산증은 음이온차이가 정상적인 형태와 음이온차이가 증가하는 형태가 있으며 감별하는 것이 step 3이다. 양쪽 모두 pH, $PaCO_2$, HCO_3^-은 같지만 전해질 농도가 다르다.

1열의 환자는 $AG=Na^+-(Cl^-+HCO_3^-)=140-(104+14)=22$가 되며 음이온차이는 정상인 12보다 증가하고 있다. 따라서 어떤 음이온의 축적이 있음을 추측해야 한다. 음이온차이가 증가하는 경우에는 보정 HCO_3^-을 계산한다. $\Delta AG=22-12=10$이며 이 환자의 보정 HCO_3^-을 계산하면 HCO_3^- 실측치 14mEq/L로 ΔAG 10을 더하면 24mEq/L가 되어 HCO_3^-의 정상 범위 내에 들어간다. 즉, 이 환자는 HCO_3^-이 감소하는 병태가 없으면 HCO_3^-은 정상임을 나타내며, 일차성 산염기평형장애(대사성 산증)라고 판단된다. 이에 대하여 2열 환자의 음이온차이는 140-(100+14)=26이며, $\Delta AG=26-12=14$이 된다. 보정 HCO_3^-을 계산하면 14+14=28이고, 정상 HCO_3^- 농도보다 증가하고 있다. 이것은 대사성 산증 외에 HCO_3^-을 증가시키는 대사성 알칼리증이 합병하고 있는데, 이를 혼합성 산염기장애라고 한다.

답 **1열** AG=22, 보정 $HCO_3^-=24$ **2열** AG=26, 보정 $HCO_3^-=28$

• 음이온(anion)과 양이온(cation)

Anion은 마이너스의 전하를 가진 이온을 말하여 음이온이라고 불린다. 반면, cation은 플러스 전하를 가진 이온이며, 양이온이라고 불린다. 혈액의 가장 많은 음이온은 염소(Cl^-)이며, 가장 많은 양이온은 나트륨(Na^+)이다(시리즈인 『그림으로 쉽게 알 수 있는 수분전해질』 참조).

• 보정 HCO_3^-(corrected HCO_3^-)

음이온차이가 증가하는 경우에는 어떠한 음이온의 증가에 의해 HCO_3^-이 감소하고 있는 것이다. 보정 HCO_3^-은 음이온의 증가가 없었던 원래 HCO_3^-을 추정하는 방법이다. 구체적으로는 음이온차이의 증가분 ΔAG(계산된 음이온차이-12)를 실측 HCO_3^-에 더한 값이다. 보정 HCO_3^-이 26mEq/L 이상이면 실측 HCO_3^-이 저하되어 있어도 대사알칼리증이 존재한다(혼합성 산염기평형장애를 고려한다).

• Cl의 중요성(매직넘버 36)

$AG=Na^+-(HCO_3^-+Cl^-)$인 것에서 식을 변환하면 $Na^+-Cl^-=AG+HCO_3^-$이 된다. AG의 정상치는 12이며, HCO_3^-의 정상치가 24이기 때문에 Na^+-Cl^-이 36보다 큰 경우, AG 또는 HCO_3^-이 상승하고 있는 것을 의미한다. 그리고 HCO_3^- 상승은 대사성 알칼리증이나 호흡성 산증의 보상을 시사하고 있다. AG 증가는 HCO_3^-의 완충작용으로 HCO_3^- 감소를 수반하므로 전체적으로 Na^+-Cl^-은 변화하지 않는다. Na^+-Cl^-이 36보다 감소한 경우에는 AG 또는 HCO_3^-이 감소하고 있음을 의미하며 HCO_3^- 저하는 AG 상승을 수반하지 않는 대사성 산증(고염소 대사성 산증, 설사나 요세관성 산증)과 호흡성 알칼리증의 보상을 시사한다. AG가 저하되고 있는 것은 저알부민혈증, 고감마글로불린혈증을 의심한다.

• AG에서의 알부민의 영향

혈청알부민은 음성으로 전하되고 있다. 측정할 수 없는 음이온(AG) 중에는 혈청알부민도 포함되어있다. **1dL당 1g 알부민이 감소하면 약 2.5AG이 저하된다.** 신증후군 등의 저알부민혈증에서는 이러한 점을 염두에 두고 AG를 계산한다. 즉,

AG의 기준치=12-2.5(4.0-혈청알부민 농도)

로 판단한다. AG 정상치: 12, 혈청알부민 농도 정상치: 4.0로 가정하여 알부민 농도가 1.0 변화하면 2.5 보정해야 한다.

◈ 참고문헌

Kraut JA, Madias NE. Serum anion gap : its uses and limitations in clinical medicine. Clin J Am Soc Nephrol 2007 ; 2 : 162-74.

5 혈액가스를 읽는 법(Step 4)

보상작용의 정도를 판단한다. 호흡성 보상은 즉시 발생하지만, 대사성 보상은 두 단계로 천천히 일어난다.

$[HCO_3^-]$	1 mEg/L	⬇
$PaCO_2$	1.2Torr	↓

대사성 산증

$[HCO_3^-]$	1 mEg/L	⬆
$PaCO_2$	0.7Torr	↑

대사성 알칼리증

표 1. 단순성 변화와 그 보상성 변화

병태	단순성 변화	보상성 변화
대사성 산증	HCO_3^- ↓↓	$PaCO_2$ ↓
대사성 알칼리증	HCO_3^- ↑↑	$PaCO_2$ ↑
호흡성 산증	$PaCO_2$ ↑↑	HCO_3^- ↑
호흡성 알칼리증	$PaCO_2$ ↓↓	HCO_3^- ↓

표 2. 단순성 산염기장애로 인한 보상 변화의 정도

병태		보상 변화의 정도
대사성 산증		$\Delta PaCO_2 = 1.2 \times \Delta HCO_3^-$
대사성 알칼리증		$\Delta PaCO_2 = 0.7 \times \Delta HCO_3^-$
호흡성 산증	급성	$\Delta HCO_3^- = 0.1 \times \Delta PaCO_2$
	만성	$\Delta HCO_3^- = 0.35 \times \Delta PaCO_2$
호흡성 알칼리증	급성	$\Delta HCO_3^- = 0.2 \times \Delta PaCO_2$
	만성	$\Delta HCO_3^- = 0.40 \times \Delta PaCO_2$

표 3. 보상성 변화의 한계

병태	보상성 변화	한계치
대사성 산증	$PaCO_2$ ↓	$PaCO_2$=15Torr
대사성 알칼리증	$PaCO_2$ ↑	$PaCO_2$=60Torr
호흡성 산증	HCO_3^- ↑	HCO_3^- 급성=30 mEq/L 만성=42 mEq/L
호흡성 알칼리증	HCO_3^- ↓	HCO_3^- 급성=18 mEq/L 만성=12 mEq/L

Step 4 호흡성 장애와 대사성 장애의 합병(혼합성 장애)에 대하여, 대사성 변화를 계산하여 판단한다

문제 4장의 1열과 2열의 산염기평형장애가 대사성 장애 외에 호흡성 장애를 합병하고 있는 혼합성 장애인지를 진단하라.

증례: pH=7.32, $PaCO_2$=28, HCO_3^-=14

Step 3에서도 보정 HCO_3^-에 의해 2종류의 대사장애가 혼합된 산염기평형장애가 의심되었다. 또한 신진대사장애와 호흡장애 합병(혼합장애)도 진단할 필요가 있다. 이것은 보상작용의 정도를 이해하면 가능하다. 보상작용이란 HCO_3^- 또는 $PaCO_2$의 변화가 일어나고 pH가 변화한 경우, 그 pH 변화를 감소시키는 방향에서 다른 하나의 요인(HCO_3^-이 질병에 의해 변화한 경우에는 $PaCO_2$이 보상한다. $PaCO_2$이 질병에 의해 변화한 경우에는 HCO_3^-이 보상한다)이 변화하는 것을 말한다. 그 정도는 표로 나타낸 바와 같이 대사성 장애의 경우에는 호흡에 의한 반응이 빠르기 때문에 대사성 산증은 ΔHCO_3^-에 대해 1.2의 변화가 일어나 보상된다. 즉, HCO_3^-이 1mEq/L 감소하면 $PaCO_2$이 1.2Torr 저하된다. 대사성 알칼리증의 경우에는 대사성 산증에 비해 호흡성 보상이 적고, ΔHCO_3^-에 대한 0.7의 $PaCO_2$ 변화이다.

호흡성의 단순성 산염기평형장애의 경우에는 급성으로 발생하는 경우와 만성으로 일어나는 경우에서 보상의 정도가 다르다. 이것은 보상작용이 신장에서 이루어지므로, 호흡처럼 바로 호흡 수를 변화시키는 것과 같은 반응이 일어나지 못하고 장애에 대한 세포의 보상 반응에 시간이 걸리기 때문이다.

급성인 경우에는 $\Delta PaCO_2$의 변화에 대해 0.1의 HCO_3^- 농도 변화가 호흡성 산증으로, 호흡성 알칼리증에서는 0.2의 $\Delta PaCO_2$ 변화가 일어난다(방향은 반대. 즉, 호흡 산증의 경우에는 HCO_3^- 농도가 증가한다). 반면 만성인 경우에 호흡성 산증은 $\Delta PaCO_2$에 대해 0.35, 호흡성 알칼리증에서는 $\Delta PaCO_2$에 대해서 0.40인 HCO_3^- 농도 변화가 일어난다.

그러면 이러한 증례에 대해 검토해 보자. 우선 HCO_3^-이 정상인 24에서 14로 감소하고 있기 때문에 ΔHCO_3^- =10이다. 대사성 산증만으로 호흡장애가 없다면 ΔHCO_3^-에 대해 1.2의 변화가 $PaCO_2$에 생기는 것이기 때문에 1.2×10=12이 되고, 정상 $PaCO_2$의 40에서 12를 뺀 28Torr에 적합하다. 따라서 산염기평형장애는 대사성 산염기평형장애만으로 설명할 수 있다.

답 호흡성 장애는 합병하지 않는다.

• Δ(델타)

그리스 문자이며 일반적으로 변화량을 나타내는 경우에 사용한다. 예를 들어, ΔHCO_3^- 같은 경우에는 실측치에서 정상인 HCO_3^- 농도 24를 뺀 값이 된다.

• 보상의 한계치

완충계 및 호흡기능, 신장기능에 의해 보상해야 하는데, 여기에도 한계가 있다. 표 2, 3에 나타낸 바와 같이 대사성 산증에서 $PaCO_2$은 HCO_3^-이 1mEq/L 감소에 따라 1.2Torr 저하하지만, 그것도 최대 15Torr까지이다. 그 이상의 보상은 일어나지 않는다. 대사성 알칼리증, 호흡성 산증, 호흡성 알칼리증에 대해서도 마찬가지이다.

• H^+ 농도 변화의 평가(16장 참조)

그러면, H^+의 상실이나 부하에 의한 변화량 ΔH^+은 어떻게 사용할 수 있을까? 보통의 산염기평형을 판단하는 경우에는 H^+ 농도는 그다지 사용하지 않는다. 이것은 농도가 매우 광범위해지며 실용적이지 않기 때문에 일반적으로는 지수함수의 pH를 사용하는 것이다. 예를 들어, pH의 변화는 10배의 H^+ 농도 변화에 해당한다. 그래서 H^+ 농도를 pH로 변환하는 간이법을 사용한다. 이것은 16장(p.33)의 표에 나타낸 바와 같이 pH 두 자릿수 아래와 H^+ 농도(nM/L)를 더하면 대략 80이 되는 것을 이용하는 것이다. 예를 들어, pH7.40인 경우 H^+ 농도는 40nM/L가 된다(40+40=80).

• 대사성 산증에 대한 호흡성 보상을 예측하는 식

대사성 산증에 대한 호흡성 보상은 30분 후에 시작되고 12~24시간에 완성한다. 따라서 급성 대사성 산증의 경우는 초기에 호흡성 보상이 적은 가능성도 생각할 필요가 있다. 그 외에, 대사성 산증에 대한 호흡성 보상을 예측하는 방정식이 있다.

동맥혈가스 $PaCO_2$=1.5×혈청 HCO_3^-+8±2(Winter's fomula)

동맥혈가스 $PaCO_2$=혈청 HCO_3^-+15

동맥혈가스 $PaCO_2$은 pH의 소수점 이하와 같다(pH 7.24이라면 $PaCO_2$=24)

◈ 참고문헌

Adrogué HJ, et al. Secondary responses to altered acid-base status : the rules of engagement. J Am Soc Nephrol 2010 ; 21 : 920.

6 혈액가스를 읽는 법(Step 5)

어떤 증상에서 혈액가스 이상을 의심해야 하는가?

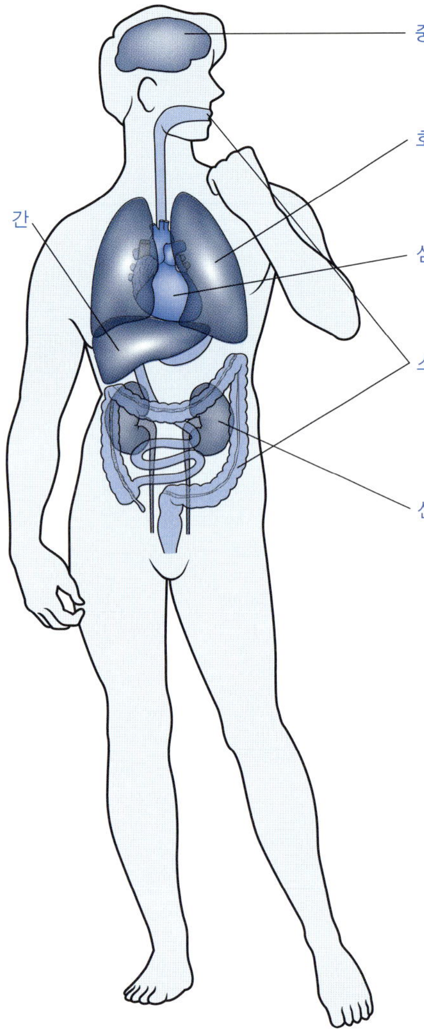

증상에서 추측할 수 있는 혈액가스 이상

증상	의심되는 혈액가스 이상
중추신경계의 질환	
혼수	호흡성 산증, 알칼리증
경련	대사성 산증
호흡기계의 질환	
과호흡, 심호흡	호흡성 알칼리증
느린호흡, 얕은호흡	호흡성 산증
심혈관계의 질환	
울혈성 심부전	호흡성 알칼리증
쇼크	대사성 산증
소화기계의 질환	
구토	대사성 알칼리증
설사	대사성 산증
복통	호흡성 알칼리증
간의 질환	
간경변	호흡성 알칼리증
신장의 질환	
빈뇨, 무뇨, CKD	대사성 산증
AKI, 다뇨	대사성 산증(케톤산증), 대사성 알칼리증 (이뇨제 과잉 투여)
내분비계의 질환	대사성 알칼리증(케톤산증), 대사성 산증
피로감	
고혈압	
알도스테론증	대사성 산증
당뇨병	
다뇨, 갈증	대사성 산증

CKD: 만성신부전, AKI: 급성신부전

Step 5 혈액가스 소견과 현재 병력, 신체 소견, 검사 소견 등을 종합하여 최종적인 병태생리를 이해하고 진단한다

문제 혈액가스에서 대사성 산증이라고 판단되는 당뇨병 환자에게서는 어떠한 병태생리를 생각해 볼 수 있는가?

다음 Step은 치료 및 피드백으로 구성된다.

이처럼 혈액가스를 읽는 법을 쓰면 환자를 진찰하지 않고, 혈액가스를 분석하는 것만 전념하는 연수의가 있다(혈액가스에 전혀 흥미를 나타내지 않고 지식을 갖추지 않은 연수의보다는 더 낫지만). 의사의 기본은 환자를 진찰하는 것이다. Oslar가 말했듯이 "Patient tells us the diagnosis"이다. 따라서 환자에게 설사가 있는지, 구토가 있는지 등 듣고 또 신체 소견에서도 산염기평형장애 발생 가능성을 끊임없이 염두에 두면서 진찰할 필요가 있다(왼쪽 페이지의 표 참조).

예를 들어, 이 환자처럼 전부터 당뇨병이 있으며 혈액가스에서 대사성 산증을 지적 받은 경우에는 먼저 당뇨병성 케톤산증을 생각하고 케톤체의 측정 등을 지시한다. 그 외에도 최근 의사에게서 발견되지 않은 경우에는 당뇨신장병증에 의한 요독증도 생각할 필요가 있다. 또한 당뇨병 환자에게서 혈류장애 및 세포 기능 이상으로 젖산성 산증이 될 가능성도 생각해야 한다(당뇨병 치료제로 바이구아니드(biguanide)제가 사용되는데, 일단 phenformin에 의해 미토콘드리아장애나 포도당신합성 장애를 초래하고, 젖산성 산증을 일으킨 적이 있기 때문에 주의가 필요하다). 이러한 환자의 병태를 생각하면서 혈액가스 분석과 진단을 실시한다.

답 당뇨신장병에 의한 요독증, 젖산성 산증 등

• 중추신경계 질환

혼수 환자는 대사성 혼수에 의한 산염기평형장애를 합병하고 있는 경우가 많다. 예를 들어, **당뇨병성 케톤산증, 고삼투압성 비케톤혼수, 고암모니아혈증, 간성뇌병증, 요독증혼수, 약제성 의식장애** 등이 있다. 이들은 대사성 산증, 호흡성 알칼리증, 호흡성 산증 등을 동반한다. 뇌출혈과 뇌경색은 호흡중추 자극으로 호흡성 알칼리증이 된다.

• 호흡기계 질환

왼쪽 페이지의 표에서 나타낸 것과 같이 과호흡이나 심호흡을 하면 호흡성 알칼리증이 된다. 그러나 대사성 산증은 보상성으로 과호흡, 심호흡을 일으키기 때문에 이러한 증상이 있는 경우에는 그 원인이 산염기평형장애에 있는지, 다른 원인인지를 확인할 필요가 있다.

• 소화기계 장애

구토로 인해 위액을 상실(H^+ 상실)하면 대사성 알칼리증이 되고, HCO_3^-을 포함한 **창자액**을 상실하면 대사성 산증이 된다. 또한, **복통** 등으로 호흡이 자극되면 호흡성 알칼리증이 된다.

• 신장질환

신장에서는 H^+ 분비, HCO_3^- 생산을 하고 있으며, 신장질환에서 대사성 산증이 되는 경우가 많다. 그러나 **이뇨제, 과음** 등으로 **저칼륨혈증**이 되며 대사성 알칼리증이 될 수도 있다.

• 원인 또는 결과를 분석한다

증상을 분석하는 경우에 그것 원인으로 혈액가스 이상이 있었는지, 반대로 혈액가스 이상으로 그 증상이 출현했는가를 생각할 필요가 있다. 예를 들어, 바이러스 감염에 의한 설사는 HCO_3^-의 상실에 의해 대사성 산증이 되지만, 만성 신부전에서는 대사성 산증에 의해 소화기 이상을 초래하고, 설사를 일으킨다(당연히 설사에 의한 HCO_3^- 상실도 더해져 혼합성 산염기평형장애가 된다). 이 설사는 신부전에 의한 대사성 산증이 원인이라고 생각된다.

혈액가스 이상으로 일어나는 증상

산혈증	의식 저하 흉부 압박감
알칼리혈증	경련 심실성 기외수축 근력 저하 테타니
$PaCO_2$ 상승	두통 유두부종 감각 이상
$PaCO_2$ 저하	관동맥 경축 ECG로 ST 상승

• 생존 가능한 pH

생명을 유지할 수 있는 혈액 H^+ 농도는 16~160nM/L이다. 이것은 pH 7.83~6.80이다.

• 산의 부하량

산에는 휘발성 산(CO_2)과 비휘발성 산(황산 등)이 있으며 인간의 몸에서는 하루에 휘발성 산이 15,000mM(운동 시 더욱 증가)이 생산되며 비휘발성 산은 50~100mEq 생산된다. 휘발성 산은 폐에서, 비휘발성 산은 신장에서 배설되며 혈액의 pH가 유지되고 있다.

7 폐와 신장이 중요

혈액가스는 생명유지에 필수이다.

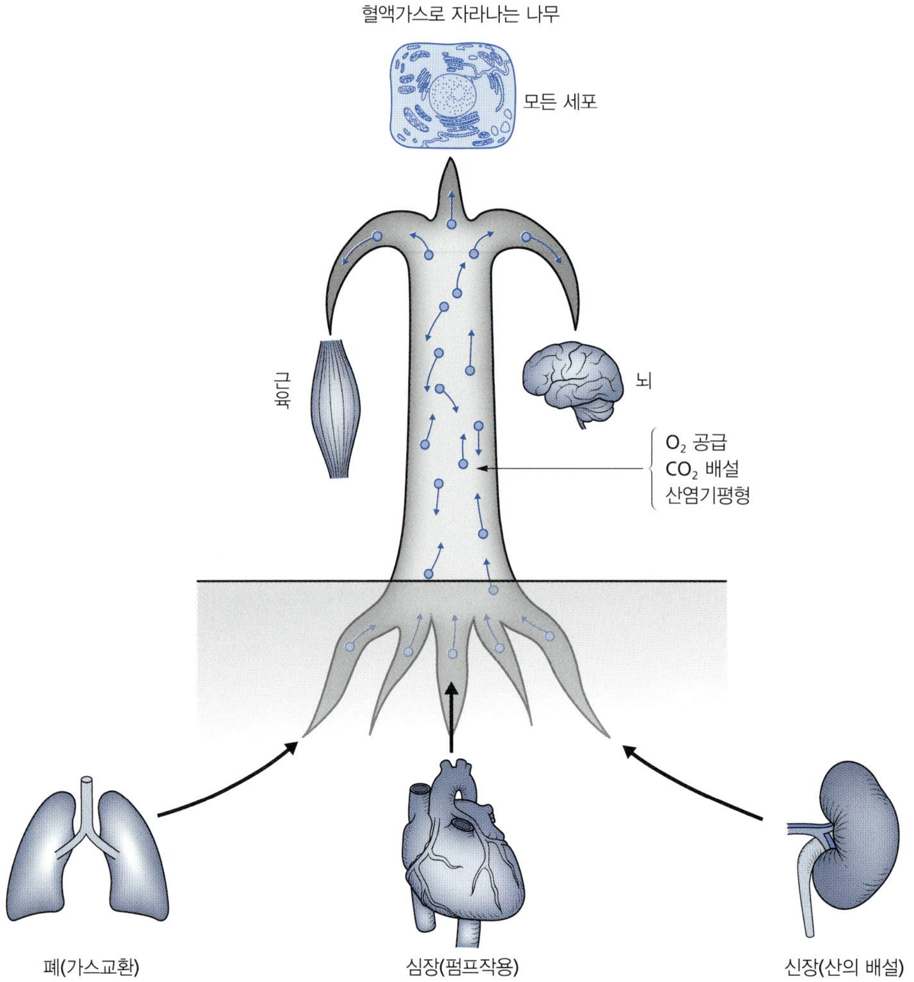

혈액가스로 알 수 있는 것

가스교환의 지표
산염기평형의 지표

→

호흡기능(가스교환 능력, 가스교환장애 부위의 진단)
심장기능(심박출력, shunt량)
신장기능
산염기평형
그 외, 다수의 기능

→

생명 유지에 필수

혈액가스는 환자를 진찰할 때 필수인 검사이다. 일본에서는 입원 시 모든 환자에게서 혈액가스 검사를 하는 경우는 없지만 미국에서는 대부분 환자의 혈액가스를 측정하고 있으며 이것은 혈액가스의 중요성을 나타내고 있다. 혈액가스의 이상으로 평가되는 질병에는 산소를 외계로부터 받아들이는 기관인 폐를 비롯하여, 산소를 운반하는 혈액을 내보내는 심장, CO_2 농도와 평형 상태인 HCO_3^-를 생산하는 신장 등과 관련한 것들이 있다. 또한, 산염기평형의 유지는 세포의 기능을 정상적으로 작용하게 하기 위해 필수인 조건이다. 혈액가스의 O_2가 저하하면 모든 장기, 모든 세포 기능이 장애되게 된다.

즉, 혈액가스의 중요성은 두 가지이며 그 중 하나는 가스교환의 지표이며 다른 하나는 산염기평형의 지표이다(**11장** 참조).

• 혈액가스의 중요성

혈액가스는 가스교환과 **산염기평형**의 지표이다. 양쪽 모두 생명유지에 필수적인 것이며, 그 평가는 의사에게 있어서 essential minimum이다.

• 동맥혈가스(arterial blood gas, ABG)

혈액가스를 나타내는 단어로 일반적으로 사용되는 것은 **ABG**이다. 물론, 혈액가스는 정맥혈에서도 측정할 수 있지만, 폐에서 산소를 받아 이산화탄소를 배출하고 심장에서 각 조직으로 보내지는 ABG가 많은 질환의 상태(병태)를 파악하는데 더 중요하다. 특히 호흡기질환이나 심장질환과 같은 경우는 동맥혈가스의 정보량이 많다.

• 폐의 역할

혈액가스에 대한 폐의 역할은 산소를 받아들이고, 이산화탄소를 배설하는 것이다. 이 호흡기능은 폐에서 가스교환이 중요한 역할을 하고 있다. 혈액가스를 검사하여 가스교환 상태를 알 수 있다.

• 가스교환의 세 가지 인자

가스교환에 영향을 주는 요인은 크게 세 가지가 있다.

· 대기압 및 산소 농도

· 폐포환기량(1회 호흡량, 호흡 수, 사강량)

· 폐포에서의 가스교환(환기/혈류비율, 확산 능력, shunt 비율)(**12장** 참조)

대기압이 낮은 고지대(에베레스트) 등에서는 산소 농도가 낮아져 혈중산소 농도가 저하된다. 또한 얕은 호흡과 깊은 호흡은 1회 환기량을 변화시켜 혈중산소 농도가 영향을 받는다. 과호흡에 따라서도 저산소혈증이 초래된다.

12장에서도 언급했듯이, 폐포 레벨에서의 가스교환에는 환기/혈류비율, 확산 능력, shunt 비율의 세 가지가 중요하다. 혈중산소 농도는 위의 모든 영향을 받지만, 혈중이산화탄소 농도는 주로 폐포환기량에 좌우된다.

• 심장의 역할

혈액가스에서 심장의 역할은 정상 상태에서는 펌프로서 산소와 이산화탄소를 운반하는데 심부전에 빠지면 폐울혈을 일으켜 호흡 기능에도 영향을 미친다.

• 신장의 역할

신장은 혈액가스에서 필수적이며 HCO_3^- 을 생산할 뿐만 아니라 H^+ 배설, 혈액가스에 영향을 주는 전해질 대사(K^+ 등)의 조절을 실시하고 있다.

혈액가스에서 알 수 있는 가스교환과 산염기평형 이상 중 신장은 산염기평형 조절에 깊게 관련되어 있다.

• 산염기평형의 지표

혈액가스 중에서 이산화탄소는 혈액의 탄산-중탄산 완충계에 직접 관계한다.

$$CO_2+H_2O \rightleftarrows H_2CO_3 \rightleftarrows H^++HCO_3^-$$

이 식에서 알 수 있듯이, CO_2가 증가하면 오른쪽으로 이동하여 H^+ 증가한다(호흡성 산증).

• Boyle의 법칙

온도가 일정할 때 기체가 차지하는 부피와 압력은 반비례한다. 즉, 같은 기체를 반으로 줄이면 압력은 2배가 된다.

• Charles의 법칙

압력을 일정하게 한 경우, 온도를 상승시키면 부피가 비례하여 증가한다.

• Boyle-Charles의 법칙

위의 두 가지 법칙을 정리한 것으로, 부피(V), 압력(P), 절대 온도(T) 사이에는 "PV/T=일정"의 관계가 있다.

• Dalton의 법칙

다양한 기체가 혼합된 상태(예를 들어, 폐포는 산소 14%, 이산화탄소 6%, 질소 80%의 혼합 기체이다)에서는 혼합 기체의 압력은 각 기체의 압력의 총합이 된다. 예를 들어, 대기압 760Torr에서 이 성분은 P_AO_2=760×0.14=106.4Torr, P_ACO_2=760×0.06=45.6Torr, P_AN_2=760×0.8=608Torr이다.

그러나 폐포기는 수증기에 포화되어 있기 때문에 포화수증기분압(47Torr, 37℃)을 제외해야 한다. 760-47=713=P_AO_2+P_ACO_2+P_AN_2가 된다. 따라서 폐포기에서는 P_AO_2=713×0.14=99.8Torr, P_ACO_2=713×0.06=42.8Torr, P_AN_2=713×0.8=570.4Torr가 된다.

8 혈액가스란?

혈액 중에 산소와 이산화탄소가 기체로 녹아있다.

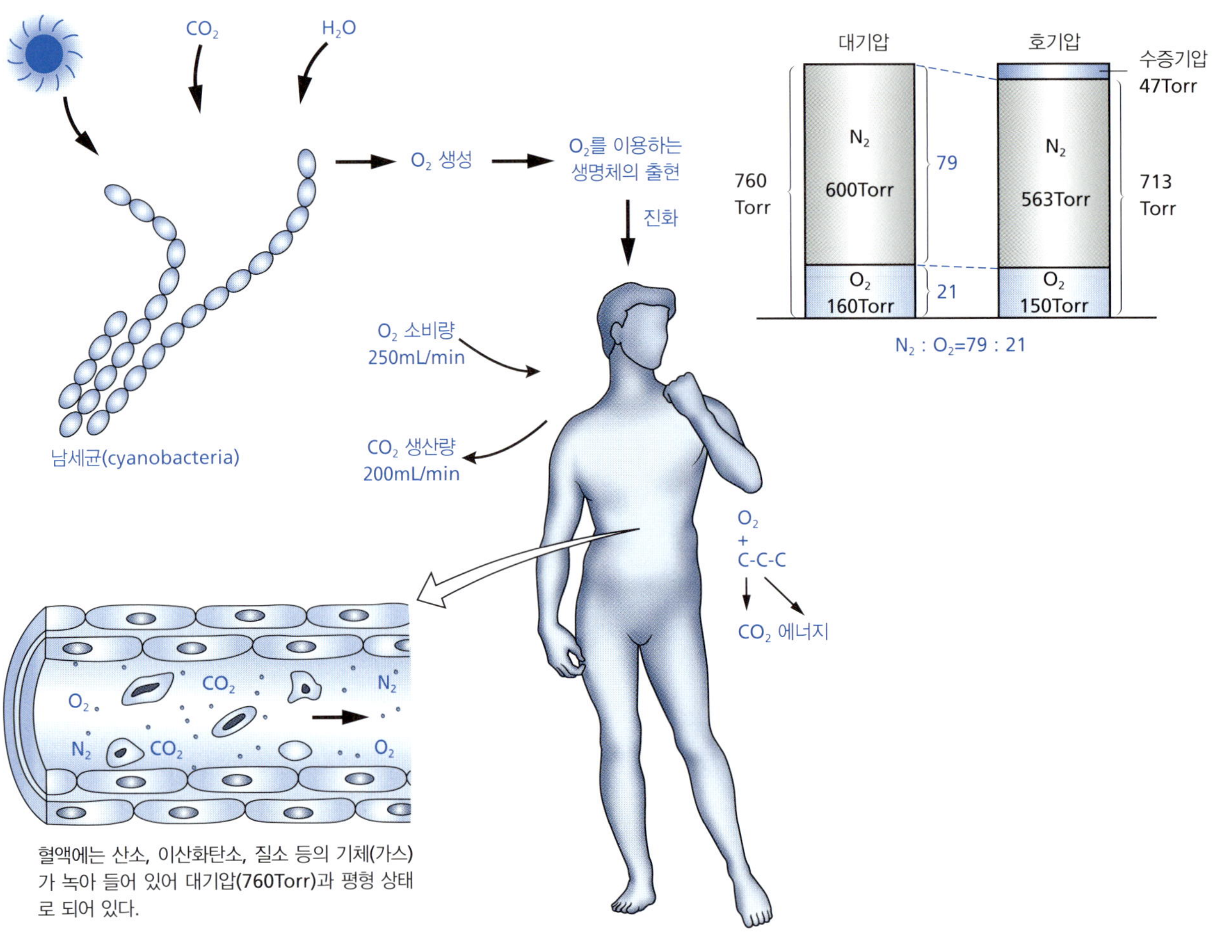

혈액에는 산소, 이산화탄소, 질소 등의 기체(가스)가 녹아 들어 있어 대기압(760Torr)과 평형 상태로 되어 있다.

인간의 모든 세포는 산소를 사용하여 살고 있다. 생명 발생의 단계에서는 지구상에 산소가 없었다고 생각된다. 그럼 어떻게 진화 과정 중 지구에 산소가 나타나게 된 것일까? 생명 발생에서 리보핵산(ribonucleic acid, RNA) 월드, 단백질 합성으로 진화하고 황화수소를 이용하는 세균, 또한 **남세균(cyanobacteria)**이 출현하는데 이 남세균이 산소를 만들기 시작한 것이다. 남세균은 지구상에 풍부하게 있던 물과 이산화탄소에서 태양광선을 이용하여 에너지원인 당을 생산하였고, 노폐물로 산소를 배설했다. 이 남세균이 20억년 전에 대량으로 증식을 일으켜 지구에 산소를 방출한 것이다. 이 산소는 당시의 세균에게 맹독이었지만, 그것을 이용하여 더 많은 에너지를 얻을 수 있으므로 산소를 이용하는 세균이 출현했다. 이 세균이 산소를 이용하는 사람이나 현재 대부분의 생명체의 조상이다.

인간의 세포 활동에 필요한 에너지는 **산화작용**에 의해 얻을 수 있다. 즉, 산소가 없으면 살 수 없다. 대기 중에 **21% 농도의 산소**가 존재하지만, 이 산소는 호흡에 의해 폐포로 운반되어 혈액에 혈액가스로 도입된다(물론 적혈구의 **헤모글로빈**과 결합하는 산소도 있지만, 산소분압에 의해 그 결합의 비율이 바뀔 수 있기 때문에 녹아든 산소분압이 중요하다). 이 혈액가스, 즉 산소가 각 세포로 운반되어 에너지 생산에 사용되는 것이다.

• 사람의 세포

사람의 세포는 정자와 난자의 결합에 의해 생긴 수정란이 분열·분화된 것이며, **약 60조개의 세포**로 구성되어있다. 모든 세포가 살아가기 위해서는 산소를 필요로 하고 있다. 최근에는 iPS세포를 이용하여 체세포에서 개체 형성도 가능해지고 있다.

• Bacteria mat

스페인 바르셀로나 바다의 침전물을 조사한 결과 박테리아가 세 층으로 나눠서 공존하고 있는 것이 확인되었다. 이것은 남세균의 진화를 설명하는데 좋은 증거가 된다. 즉, 최상

층에 남세균층, 다음 유황세균층, 그 아래의 최하층에 유황 환원세균이 확인된다. 개발 단계에서도 이와 같이 아래층부터 순서대로, 그리고 마지막으로 산소를 만드는 남세균이 진화해 왔다고 상상할 수 있다.

• 남세균(cyanobacteria)

산소를 만들어내는 세균이며 남세균 덕분에 생명이 산소를 이용할 수 있게 되었다. 남세균은 이산화탄소와 물, 태양광선에 의해 생존하며 산소는 그 배설물이다.

• 현재도 산소는 독

활성산소라고 불리는 반응성이 좋은 산소 분자(구성이 조금 다르다)는 세포에게 현재에도 독이며 이 활성산소가 염증 등의 최종적인 장애성 물질이 된다. 따라서, 활성산소 등의 라디칼(radical)을 제거함으로서[청소작용-슈퍼옥사이드 디스뮤테이스(superoxide dismutase, SOD)에 이 작용이 있다] 세포가 오래 생존할 수 있는 가능성이 있다.

• 혈액에 녹아 있는 가스

혈액가스는 산소와 이산화탄소뿐이라고 생각하면 오산이다(임상에서는 대부분이 두 가스가 문제가 되지만). 대기의 성분과 마찬가지로 혈액가스의 대부분은 **질소**이며, 혈액에도 녹아있다. 그러나 질소는 대부분 세포 대사에 관여하고 있지 않기 때문에 무시되고 있으나 다이버의 잠수병이나 우주비행사에게 질소중독 등을 일으키므로 중요시되고 있다.

• 대기압

공기 중의 가스는 주로 질소와 산소로 구성되어있다. 대기압은 **760Torr(mmHg)**이다. 그 비율은 **질소:산소=79:21**이며 질소가 많다. 기체의 압력이 농도에 비례하고, 산소 분압은 760×0.21(산소분압비)=160Torr(mmHg)이 된다(질소는 600Torr).

• 혈액가스의 가스분압

혈액은 대기압과 평형 상태에 있으며(만약 대기압보다 높으면 혈액에서 거품이 나온다. 이것은 잠수병의 원리이다) 760Torr이다. 그러나 혈액 중 산소와 질소의 비율은 대기와는 다르다.

• 수증기압

호흡을 하고 있으면, **불감증설**에 의해 수분이 **하루 약 800mL(15mL×체중kg)**나 빼앗긴다(시리즈물인 『그림으로 쉽게 알 수 있는 수액』 참조). 특히 겨울철의 건조한 공기에 주의해야 하는데 호기가 수증기로 포화되기 때문이다(겨울에 숨이 하얗게 되는 것은 이 때문이다). 이러한 수증기도 기체이며 분압을 갖고 있다. **포화수증기압은 47Torr**이며, 호기의 경우 분압은 대기압의 760Torr에서 47Torr를 뺀 713 Torr를 산소와 질소, 이산화탄소의 농도에 비례한(21:79) 가스분압으로 결정된다. 즉, 혈중산소분압은 대기보다 낮은 150Torr이고 질소분압은 563Torr이다.

• 호기량과 흡기량은 같은가?

모든 숨을 들이마셨다가 모두 내뱉어내고 있다고 생각하는가? 보통 들이마신 숨과 내뱉는 숨이 동일하다고 대답할 것이다. 그렇지 않으면 공기로 부풀게 되어버릴 것이라고 생각하지만 그렇지 않다. 흡기량보다 호기량 쪽이 적은데 그 이유는 산소가 사용되고 이산화탄소가 될 때 그 양이 줄어들기 때문이다. 실제로 산소 소비량은 성인 기준 250mL/min이지만, 이산화탄소 생산량은 200mL/min밖에 되지 않는다(안정 시).

• 호흡지수(R-gas exchange ratio)

이산화탄소 생산량과 산소 소비량의 비율을 호흡지수라고 한다. 이산화탄소 생산량이 200mL/min에서 산소 소비량이 250mL/min인 경우 호흡지수는 200/250=0.8이다. 이것은 식사의 내용에 따라 달라지며, 일반적으로 0.70~1.00이다.

• 산소 소비량

신체가 큰 사람은 작은 사람보다 산소가 더 필요하다. 어린이보다 성인이, 여성보다 남성이, 안정 시보다 운동 시에 산소를 더 많이 필요로 한다.

9 동맥혈가스와 정맥혈가스의 채취법

Allen 테스트란?

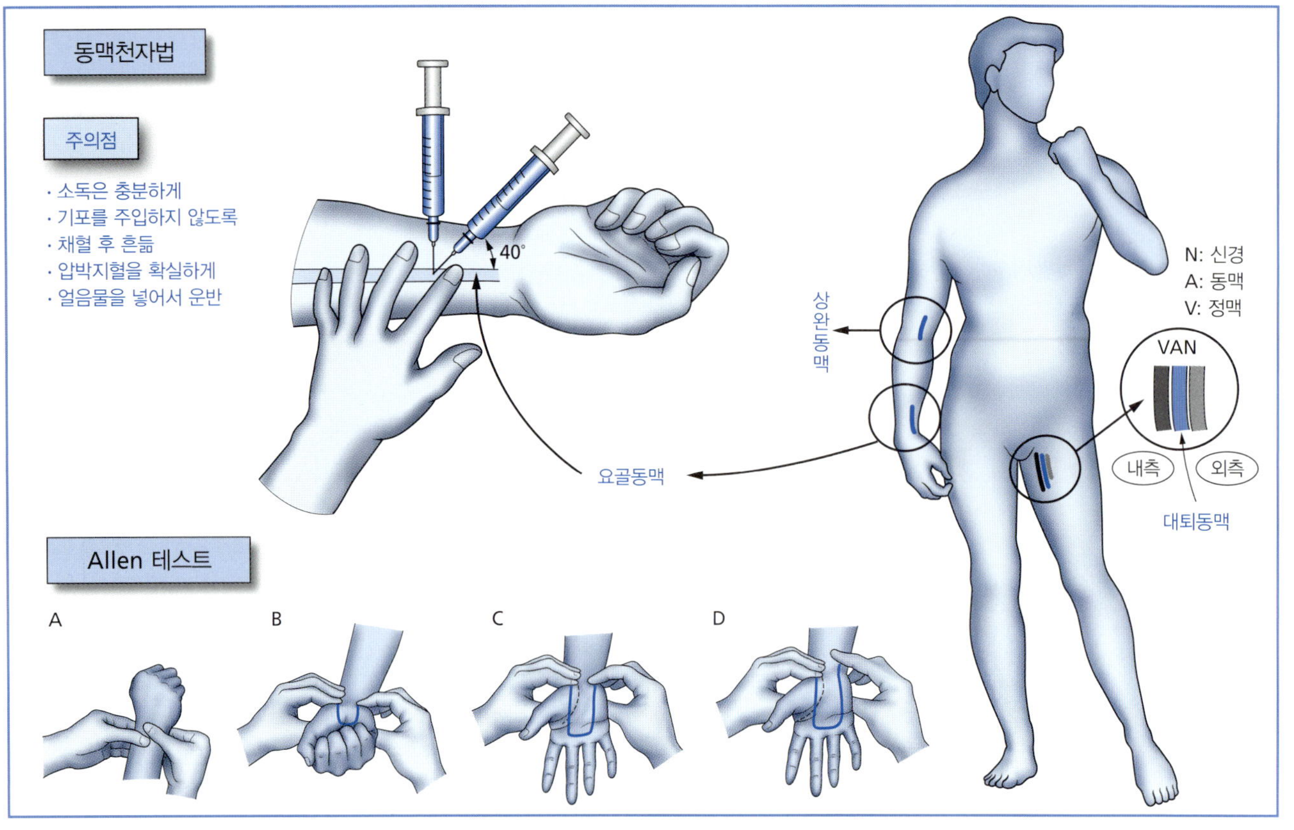

동맥혈의 중요성은 앞장에서 이해되었다고 생각하는데 (모른다면 다시 읽어보는 것이 좋다. 반복하는 것이 공부의 기본이다), 어떻게 동맥혈을 채취하면 좋을까? 레지던트 1 년차에 고민하는 문제이다(to do well or not to do well, that is the question).

동맥의 혈액은 높은 압력으로 흐르고 있기 때문에 바늘을 찌르면 출혈이 일어나기 쉽고, 또한 지혈하기도 어렵다. 따라서 미숙한 기술로 실시하면 다량의 출혈을 일으키기도 한다. 게다가 정맥과는 달리 동맥벽에는 신경이 풍부하게 분포하고 있기 때문에 바늘을 찌르면 강한 통증을 느낀다. 능숙하게, 단시간에, 통증을 최소화하여 동맥혈을 채취할 수 있는 것이 명의라고 알려져 있다(연수의 중에는 헤매는 사람도 많이 있다).

우선, 동맥혈 채취부위는 보통 세 곳이 있다. 이 부위는 동맥이 피부 가까이 있어서 채혈하기 쉽다.

- **요골동맥**(손목 안쪽)
- **상완동맥**(팔꿈치 안쪽)
- **대퇴동맥**(사타구니)

어느 장소에서라도 익숙해지면 안전하고 확실하게 채혈할 수 있지만, 익숙해지지 않으면 혈종을 만들 수도 있다. 가장 안전하기도 하고(그러나 기술적으로 어렵다) 먼저 추천되는 것이 요골동맥이다. 일본에서는 처음에 쉽게 채혈할 수 있는 대퇴동맥을 시도하는 연수의도 많지만, 국제 표준(미국 중심일 수도 있지만)은 요골동맥, 상완동맥, 대퇴동맥의 순으로 실시한다.

그림과 같이 주사기에 헤파린 소량(적실 정도)을 미리 흡입해두고(이미 헤파린이 들어있는 혈액가스용 주사기도 있다), 주사기의 공기를 완전히 없애고(혈액가스 성분 변화를 막기 위해), 천자부위를 충분히 소독하고 왼손 검지와 중지로 동맥의 박동을 느끼면서 두 손가락의 중간부분에 있는 동맥을 40°에서 90° 각도로 주사한다. 요골동맥의 경우에는 손목을 약간 돌리면 잘 할 수 있다. 동맥에 바늘 끝이 들어가면 자연스럽게 동맥혈이 주사기에 들어간다.

일회용인 주사기의 경우 처음에는 혈액이 자연스럽게 유입되지 않는 경우도 있지만, 그때는 가볍게 주사기의 내통을 당기면 된다.

• 천자 통증과 안전성

천자부위의 세 곳 중에서 기술적으로 어렵고 가장 많이 통증을 느끼는 것은 **요골동맥**이지만, **가장 안전하기 때문**에 먼저 요골동맥에서 동맥혈가스를 채취할 수 있도록 훈련한다. 다음으로 안전한 부위는 상완동맥이다. 가장 깊은 혈종이나 신경 손상을 일으키기 쉬운 곳이 대퇴동맥이다. 그러나 가장 쉽게 채취할 수 있는 곳은 대퇴동맥이므로 돌팔이 의사는 종종 대퇴동맥에서 천자하여 큰 혈종을 만들어 버린다.

표 1. 동맥혈의 채혈부위의 특징

안전성	요골동맥>상완동맥>대퇴동맥
혈종의 가능성 무통성	요골동맥<상완동맥<대퇴동맥

표 2. 채취부위 별 금기

요골동맥	손가락의 순환부전, 외상, shunt, 척골동맥폐색
상완동맥	전완의 순환부전, 외상, shunt
대퇴동맥	하체의 혈관질환, 순환부전, 폐색, 이식

• 통증으로 인한 호흡성 알칼리증

천자하는 데 시간이 많이 걸리거나 바늘 끝을 움직여서 환자를 불안하게 하면 호흡 수가 증가하고 호흡이 깊어진다. 이 영향으로 PaO_2 상승과 $PaCO_2$ 저하가 생긴다. 실내 공기(room air)로 PaO_2이 100Torr 이상인 경우나 $PaCO_2$이 병태와 맞지 않고 낮은 경우에는 천자 시 과호흡(hyperventilation)를 생각할 필요가 있다.

• 천자바늘과 주사기

너무 굵으면 아프고, 너무 가늘면 혈액의 유입 확인이 어려우므로 19~21G가 적당하다. 혈액가스 전용 일회용 주사기도 있다.

• 보관 및 운반

채혈 후 즉시 고무를 바늘 끝으로 찔러(공기의 혼입을 방지) 얼음물과 함께 검사실로 운반한다. 30분 이내에 측정할 수 있는 경우에는 실온이라도 상관없지만 가급적 얼음물을 이용하는 편이 좋다(얼음물에 담가 3시간 이내에 측정하는 것이 정확하다). 냉각을 하고 측정 시간을 단축하는 이유는 혈액세포(적혈구와 백혈구)가 산소를 소비하고 이산화탄소를 내기 때문이다.

• 압박 지혈

채혈 후 5분 이상 압박 지혈한다. 특히 출혈 경향이 있는 환자(파종성 혈관 내 응고 등)와 헤파린이나 와파린 등의 항응고 약물을 사용 중인 환자에서는 더욱 긴 시간에 걸쳐 안정적으로 지혈할 필요가 있다.

• 헤파린

돼지나 소의 창자·폐에서 추출한 황산 점액다당류(mucopolysaccharide)로 **항트롬빈III**와 결합하고 트롬빈을 불활성화시켜 항응고 효과를 나타낸다. 항트롬빈III가 저하하고 효과가 없다.

• 동맥천자의 합병증

합병증으로 가장 많은 것은 혈종을 만드는 것이다. 5분 이상 압박을(특히 항혈전 약물 등의 전신 투여를 실시하고 있는 환자에게서는 그 이상) 실시한다. 그 외에도 신경 손상, 감염 등에 주의한다.

• 측정 조건

동맥혈을 채취한 경우에는 혈액가스에 영향을 주는 조건을 문서로 기재해두면 좋다. 예를 들어, 산소 3L/min, 80% O_2 또는 인공호흡기 장착 후 20분 등으로 기재한다. 호흡기 질환 환자는 인공호흡기 장착 후 적어도 20분 경과하지 않으면 평상시와 같은 상태가 되지 않기 때문에 장착 후 몇 분 후에 채혈해도 평가는 할 수 없다.

• 말초정맥에서 혈액가스 채취법

정맥혈가스는 CO_2를 많이 포함하지만, 산염기평형 진단에 필요한 HCO_3^-에 관해서는 1~2mEq/L 정도 높을(CO_2의 영향) 뿐이다. 따라서 산염기평형장애의 감별진단에 사용할 수 있다. 정맥혈의 채혈은 지혈대를 이용한 경우에는 주사 후 약 1분 지혈대를 분리하고 울혈로 인한 허혈을 해제한 후 채혈을 실시하면 좋다. 동맥혈에 비교해 **pH는 0.02~0.04 낮고, HCO_3^-은 1~2mEq/L 높고, $PaCO_2$은 3~8mmHg 높다.**

• 중심정맥 채혈에 의한 혈액가스

중심정맥 카테터가 삽입되어 있는 환자는 거기에서 채혈하는 것이 빠르다. **pH는 0.03~0.05 낮고, HCO_3^-은 1~2mEq/L 높고, $PaCO_2$은 3~8mmHg 높다.**

• Allen 테스트(그림 참조)

손을 쥐어 요골동맥과 척골동맥을 검사자의 양 손가락으로 폐색한 후 손의 어느 한쪽 동맥을 개방하여 손바닥 전체를 붉게 만든다. 어딘가에 폐색이 있으면 전체가 붉게 되지 않기 때문에 동맥천자는 금기시 된다. Allen 테스트의 다른 방법은 손을 올리고 주먹을 쥐며, 올린 상태에서 검사자의 손가락으로 요골동맥과 척골동맥을 폐색한다. 그 후, 손을 내려 척골동맥에서 개방한다. 보통 6초 이내에 혈류가 돌아오는데 10초 이상이 걸린다면 비정상적이다.

◈ 참고문헌

1. Malatesha G, et al. Comparison of arterial and venous pH, bicarbonate, PCO_2 and PO_2 in initial emergency department assessment. Emerg Med J. 2007 ; 24 : 569-71.
2. Adrogué HJ, et al. Assessing acid-base status in circulatory failure. Differences between arterial and central venous blood. N Engl J Med. 1989 18 ; 320 : 1312-6.

10 동맥혈가스 및 정맥혈가스의 차이

정맥혈의 Na^+, Cl^-, K^+을 측정할 때는 HCO_3^-도 측정하자.

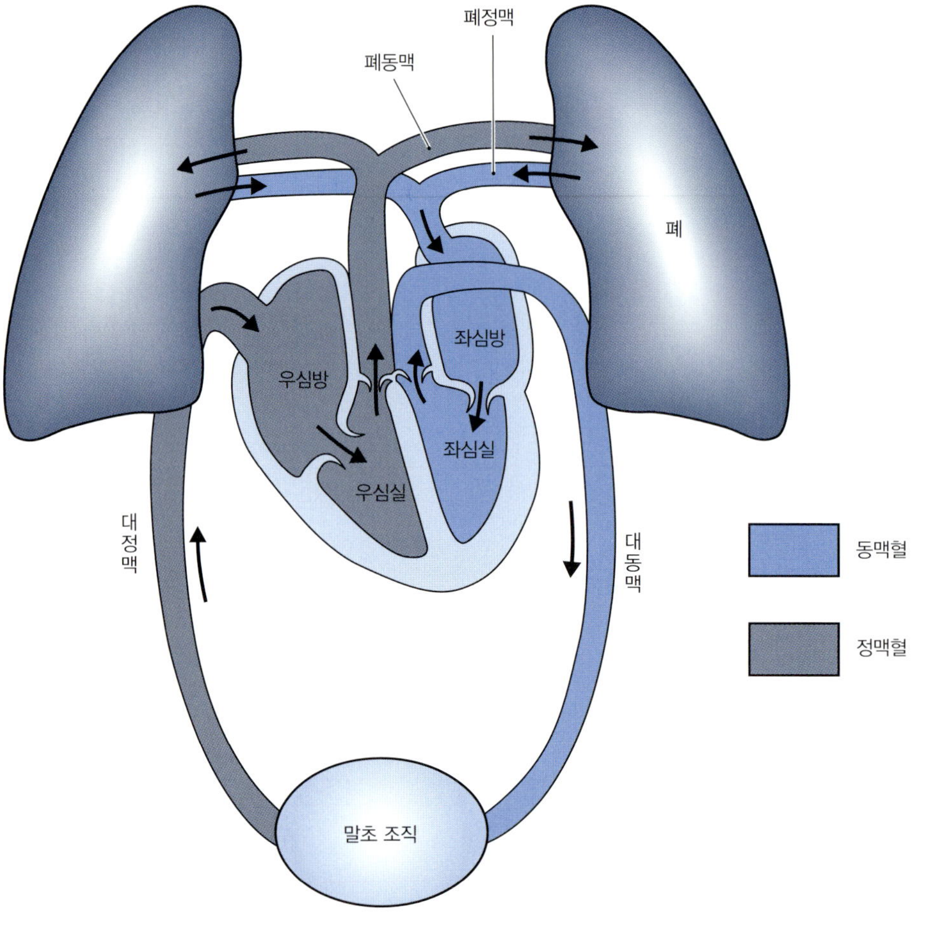

동맥혈은 폐를 통해 들어온 산소 농도가 높은 혈액이며, **정맥혈**은 폐로 돌아가는 혈액이다. 그러나 혈관의 명칭으로는 심장에서 나가는 것이 동맥이며, 심장으로 돌아오는 것이 정맥이다. 따라서 심장에서 폐로 들어가는 혈관은 폐동맥이지만, 정맥혈이 흐르고 있으며, 폐에서 심장으로 들어가는 혈관은 폐정맥이지만 동맥혈이 흐른다.

호흡기질환이나 심장질환의 동맥혈에는 정맥혈로는 얻을 수 없는 정보가 포함되어 있다(호흡 기능에서는 동맥혈). 그러나 일반적으로 전해질 농도를 측정하는 정맥혈에서도 산염기평형 이상에 관해서 많은 정보를 얻을 수 있다(산염기평형 진단은 정맥혈로도 좋다). 특히 대사성 산증이 의심되는 경우에는 일부러 동맥혈을 채혈하지 않아도 일반적으로 실시되고 있는 정맥혈을 채혈하여 HCO_3^-을 측정하면 된다. 오른쪽 페이지의 표를 보면 알 수 있듯이, HCO_3^- 농도는 동맥혈과 정맥혈에서 거의 변하지 않는다. $PaCO_2$이 증가된 만큼 HCO_3^-도 약간 증가한다(감각으로 정맥혈 쪽 HCO_3^-이 낮다고 생각하는 사람은 얼마나 감각이 애매한지 알 수 있다). 즉, 음이온차이(**4**, **21장** 참조)를 정맥으로 계산할 수 있다. 특히 혈압이 낮은 중증 환자나 움직이는 환자에게서 동맥혈은 채취하기 어렵다. ICU는 중심정맥 라인이 삽입되어있어 쉽게 정맥혈을 채취 할 수 있다.

미국에서는 정맥혈에서 Na^+, K^+, Cl^-을 측정할 때 동시에 총 CO_2(즉 거의 HCO_3^-)를 측정하는 경우가 많다. 총 CO_2는 HCO_3^-+H_2CO_3를 나타내고 있다. H_2CO_3는 Henderson-Hasselbalch식 0.03×$PaCO_2$에서 알 수 있듯이 $PaCO_2$의 0.03, 즉 1.2mmol/L 정도이다. 즉, HCO_3^-의 1/20이다. 이 때문에 **정맥혈의 총 CO_2를 측정하고 HCO_3^-을 추정해도 아무런 문제가 없다.**

표. 동맥혈과 정맥혈

	동맥혈	말초정맥	중심정맥
pH	7.40(7.36~7.44)	0.02~0.04↓	0.03~0.05↓
$PaCO_2$(Torr)	40(36~44)	3~8↑	4~5↑
HCO_3^-(mEq/L)	24(21~27)	1~2↑	→

주의: 쇼크인 환자에게서는 안정되지 않으므로 정맥혈은 사용하지 않는다.

• 정맥혈 채혈부위

중심정맥이 좋으나, 카테터가 들어있지 않을 때는 말초혈관이라도 좋다. 지혈대를 사용하는 경우에는 천침 후 1분간 지혈대를 분리한 후 채혈한다. VBG는 PvO_2, $PvCO_2$, pH, SvO_2, HCO_3^-을 측정할 수 있고 환기와 산염기의 평가에 사용할 수 있다.

• 정맥혈의 음이온차이 계산(4, 21장 참조)

음이온차이는 **Na^+-(Cl^-+HCO_3^-)**이며, 총 CO_2를 HCO_3^-이라고 생각하면 계산할 수 있다. 음이온이란 anion을 말하는 것으로 음이온차이는 양이온(cation)과 음이온의 차이를 말한다. 혈액은 중성이며, 양이온과 음이온은 동수이지만 보통 측정되는 Na^+, Cl^-, HCO_3^- 이외의 음이온(PO_4^{2-}, SO_4^{2-}, NO_4^{2-} 등)이 존재하며, 그 양이 음이온차이(AG)이다. 예를 들어, Na^+=140mEq/L, Cl^-=100mEq/L, HCO_3^-=20mEq/L로 하면 AG은 20이 되어 측정되지 않는 음이온이 증가할 가능성이 있다(대사성 산증). 덧붙여서 정상은 12±2mEq/L이다.

• 동맥혈과 정맥혈의 차이

pH는 0.02~0.04 낮고, $PaCO_2$은 7~8Torr 높고, HCO_3^-은 1~2mEq/L 높을 뿐이다.

정맥혈에서 HCO_3^-이 높은 것은 CO_2가 많기 때문이며 $CO_2+H_2O \rightleftarrows H_2CO_3 \rightleftarrows H^+ + HCO_3^-$ 식이 오른쪽으로 이동하기 때문이다.

• 헤모글로빈의 작용

적혈구는 혈색소, 즉 헤모글로빈이 포함되어 있다. 헤모글로빈은 산소와 이산화탄소를 운반하는 기능 외에 단백질로서의 **완충작용**도 가지고 있어 호흡 기능뿐만 아니라 산염기평형에도 관계되어 있다.

• 헤모글로빈

4개의 서브유닛으로 이루어진 4량체로, 분자량은 약 66,800이지만, 산염기평형과 혈액가스 분야에서 1서브유닛을 1분자량, 즉 분자량 16,700으로 하는 경우가 많다. 이것은 1서브유닛에 철을 1분자로 갖고, 산소 분자를 결합하여 계산하기 쉽기 때문이다.

• 혈액뇌장벽(blood-brain barrier)

뇌모세혈관과 뇌실질 사이에는 다른 장기와는 다른 성질이 있다. 지용성 물질은 통과하기 쉽지만, 수용성 물질은 통과시키지 않는 특징을 가진다. 산의 투여에 의해 혈액 pH를 변화시켜도 수액 pH는 빨리 변화하지 않는다. 그런데 CO_2 증가 또는 감소에서는 변화가 빠르다. CO_2 가스가 지용성 때문이라고 생각할 수 있다.

• $PaCO_2$과 뇌혈류

동맥혈 $PaCO_2$이 상승하면 뇌혈류가 증가한다. 그러나 산의 투여에서는 뇌혈류는 변화하지 않는다. $PaCO_2$에 의한 뇌혈류의 증가는 뇌 조직 pH를 유지하기 위한 반응으로 생각하고 있다.

• 호기종말 CO_2(Pet CO_2)

카프노그래피(capnography)에서 비침습적으로 측정할 수 있는 $PaCO_2$을 추정할 수 있다.

• H^+ 농도와 전해질 농도

혈장 Na^+(140) 및 K^+(4) 농도는 mEq/L로 표현되지만, H^+은 40nM/L이다. 밀리(m)의 1,000분의 1이 마이크로(μ)이며 그것의 1,000분의 1이 나노(n)인 점에서 H^+ 농도는 전해질 농도의 100만분의 1단위임을 알 수 있다. 즉, 산염기평형에 중요한 H^+ 농도는 극미량 변화로 세포에 영향을 미치는 것을 보여주고 있다. 이것은 Na 등의 이온에 비해 H^+의 크기가 작고, 단백질 등의 음이온에 강하게 결합하기 쉽기 때문이다. 그 결합에 의해 단백질의 분자 형태, 분포 등이 영향을 받는다.

◈ 참고문헌

1. Cengiz M, et al. Influence of tourniquet application on venous blood sampling for serum chemistry, hematological parameters, leukocyte activation and erythrocyte mechanical properties. Clin Chem Lab Med. 2009 ; 47 : 769-76.
2. Walkey AJ, et al. The accuracy of the central venous blood gas for acid-base monitoring. J Intensive Care Med. 2010 ; 25 : 104-10.

11 경고치(panic value)와 혈액가스의 단위

단위 및 기준치: pH=7.40, PaO_2=95, $PaCO_2$=40, HCO_3^-=24, SaO_2>95%

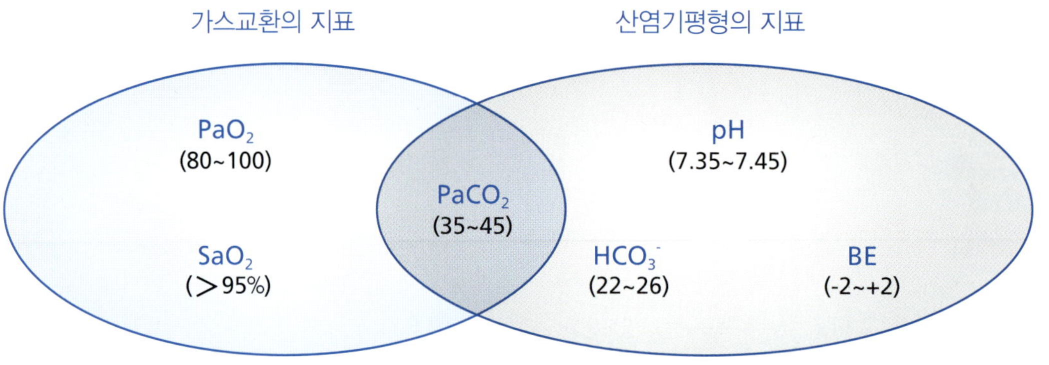

표 1. 기준치

pH=7.40±0.05
PaO_2=104-0.25x연령(Marshall)Torr
$PaCO_2$=40±5.0Torr
HCO_3^-=24±2(Henderson)mEq/L
BE=-0.1(-2.4~+2.2) 남자
-1.0(-3.3~+1.3) 여자
A-aDO_2=5Torr
D_{LCO}=25~40mL/min/mmHg
P_AO_2=100Torr : 폐포기산소분압
PaO_2=95Torr : 동맥혈산소분압
P_ACO_2=40Torr : 폐포기이산화탄소분압
$PaCO_2$=40Torr : 동맥혈이산화탄소분압
SaO_2=97~98% : 동맥혈산소포화도

표 2. 측정법

직접 측정한다	pH, PaO_2, $PaCO_2$
계산으로 구한다	BE, SaO_2, HCO_3^-
혈액가스를 이용하여 측정한다	심박출량($\dot{Q}_T$), 산소함량(CaO_2) A-aDO_2, shunt율

BE: base excess

표 3. 정상치와 panic value

	Panic value	기준치 범위	Panic value
pH	≦7.2	7.35~7.45	≧7.6
$PaCO_2$ (Torr)	≦20	35~45	≧70
PaO_2 (Torr)	≦40	80~100	-
HCO_3^- (mEq/L)	≦14	22~26	≧40
BE (mmol)	≦-10	±2	≧10

참고문헌 1에서 인용

혈액가스를 이해하기 위해서는 최소한 알아두어야 할 수치가 있다. 그 수는 많지 않기 때문에 기억해 두는 편이 좋다. 그것은 **pH, PaO_2, $PaCO_2$, HCO_3^-, SaO_2**이다[base excess(BE)는 사용하지 않아도 판단 가능하다]. 이 기준치는 각각 정상 범위가 있지만, 기준치로서 한 점을 기억하는 편이 사용하기 쉽다(그때마다 변화량이 정상 범위 내에 있는지 스스로 판단하면 된다).

혈액가스 측정 항목으로는 ① **가스교환 지표**, ② **산염기평형 지표**인 두 가지로 나눌 수 있으며, 가스교환 지표로는 PaO_2, SaO_2, $PaCO_2$, 산염기평형의 지표로는 pH, HCO_3^-, BE, $PaCO_2$이 있다. 즉, $PaCO_2$은 가스교환 지표에서도 산염기평형 지표에 있어서도 중요하다.

또 하나 중요한 것은 경고치(panic value)이다. pH, PaO_2, $PaCO_2$, HCO_3^-, BE가 기준치에서 얼마만큼 벗어나면 다급하게 응급 치료를 해야 한다는 여부를 나타내는 수치이다. 표에 나타낸 바와 같이 pH라면 7.2 이하, 7.6 이상이다(표 3).

• 가스교환 지표

PaO_2, $PaCO_2$, SaO_2 등이며 호흡 기능과 심장 기능에 의해 영향을 받는다.

• 산염기평형 지표

$PaCO_2$, pH, HCO_3^-, BE 등이 있고, 호흡 기능과 함께 신장 기능이나 당뇨병 등의 대사 이상에 영향을 받는다.

• A와 a

대문자와 소문자의 차이이지만, 혈액가스를 평가하는 경우에 대문자 **A는 alveolar(폐포기)**을 나타내고, 소문자 **a는 arterial(동맥혈)**을 나타낸다. 예를 들어, P_AO_2은 폐포기산소분압이며, PaO_2은 동맥혈산소분압을 나타낸다.

• Torr와 mmHg

$PaCO_2$과 PaO_2의 단위는 한때 mmHg(수은주압)을 이용했지만 최근에는 Torr를 사용하게 되었다. Torr란 무엇인가? 기체 압력의 단위이며 mmHg와 동일하지만 대기압을 수은주에서 처음 측정(1644년)한 **Torricelli**의 이름을 따서 Torr로 한 것이다. 그는 또한 기압계의 발명자이기도 하다.

• PaO_2(동맥혈산소분압)과 $PaCO_2$(동맥혈탄산가스분압)

P는 pressure(압력)를 나타내며 대문자를 사용한다. PaO_2로 표시한 경우 a는 artery(동맥)를 나타내며 동맥혈의 산소분압을 말한다. 이 책에서는 PaO_2을 동맥혈산소분압으로 취급한다. $PaCO_2$도 마찬가지로 이산화탄소분압(동맥혈 중)을 나타낸다.

• 완충염기(buffer base, BB)

완충작용을 갖는 염기의 총량이다. 가장 중요한 **탄산-중탄산 완충계인 HCO_3^-과 HPO_4^{2-}** 외에 **혈장단백질, 적혈구, 뼈, 세포 내 단백질** 등이 있다.

• 정상 완충염기량(normal buffer base, NBB)

pH 7.4, $PaCO_2$ 40Torr인 경우 혈액 중에 존재하는 완충염기량을 말한다.

• 염기과잉(base excess, BE)

혈액 $PaCO_2$을 40Torr로 보정한 다음 산 또는 알칼리를 첨가하여 pH가 7.40가 될 때까지 더해진 산(플러스) 또는 염기(마이너스)의 양을 말한다. 즉, 플러스의 경우는 정상(NBB)인 경우보다 완충염기가 얼마나 증가되었는지를 나타내며, 반대로 마이너스는 얼마나 완충염기가 감소하고 있는지를 나타내고 있다.

BE가 왜 필요한가 하면 염기지표인 HCO_3^-은 CO_2(휘발성 산)의 증가로 늘어나버리므로, 이것만으로는 체내의 염기량을 추측할 수 없기 때문이다. 우선, CO_2를 40Torr와 정상적인 곳에서 완충계의 증감을 측정하고 있다. 그러나 혈액 이외의 완충계는 고려되지 않았다.

• Slyke(슬라이크)

Van Slyke가 정의한 완충값를 나타내고 있다. 즉, 완충작용의 크기를 나타내는 단위이다. 1L의 용액에 알칼리를 dB mol/L을 더했을 때 일어나는 pH 변화를 dpH라고 하면 완충치 β는 β=dB/dpH가 된다. 즉, pH가 1변화하는데 필요한 ΔHCO_3^-의 양(ΔH^+의 양)을 나타내고 있다. 이것이 커지면 이 용액의 완충작용이 강한 것이 된다.

• 분자 완충값(molar buffer value)

1mol/L 완충 물질을 함유한 용액의 pH를 1만 변화시키는데 필요한 산 또는 염기의 양이다. 예를 들어, 헤모글로빈 분자 완충값는 3.0/pH이다.

• Henry의 법칙

물이나 혈액 등의 액체에 녹아있는 기체 성분(용존가스)의 함량은 분압에 비례하고 있다. 비례 상수를 용해도라고 한다. 예를 들어 PaO_2 90Torr에서 용존산소는 0.003(용해도)×90=0.27%밖에 되지 않는다. 동맥혈액 산소의 98.65%는 헤모글로빈과 결합하고 있다.

• 혈액가스 측정

기본적으로 pH 전극, $PaCO_2$ 전극, PaO_2 전극으로 이루어지는데, 최근 혈액가스 분석 장치는 그 외의 전해질, 헤모글로빈, 젖산 등도 측정할 수 있는 기종이 나오고 있다. HCO_3^-은 pH와 $PaCO_2$로 계산할 수 있다(Henderson-Hasselbalch식). 또한 비관혈적으로 PaO_2, $PaCO_2$을 측정할 수 있는 경피 혈액가스 모니터도 시판되고 있다.

지금까지 문제가 되고 있던 정밀도 관리에 대해서도 자동으로 보정할 수 있는 기종이 많아지고 있다.

• 노화로 인한 변화

PaO_2은 나이가 들수록 감소하고 60세에는 평균 80Torr, 80세에서는 70Torr 정도가 된다. 그러나 $PaCO_2$은 거의 변화하지 않는다.

◈ **참고문헌**

永澤元規, 今井直彦 : 血液ガス分析はどのようなときに行うか. レジデントノート Vol.14 No.6 2012 : 1114.

12 폐의 역할

폐 속은 3LDK의 넓이

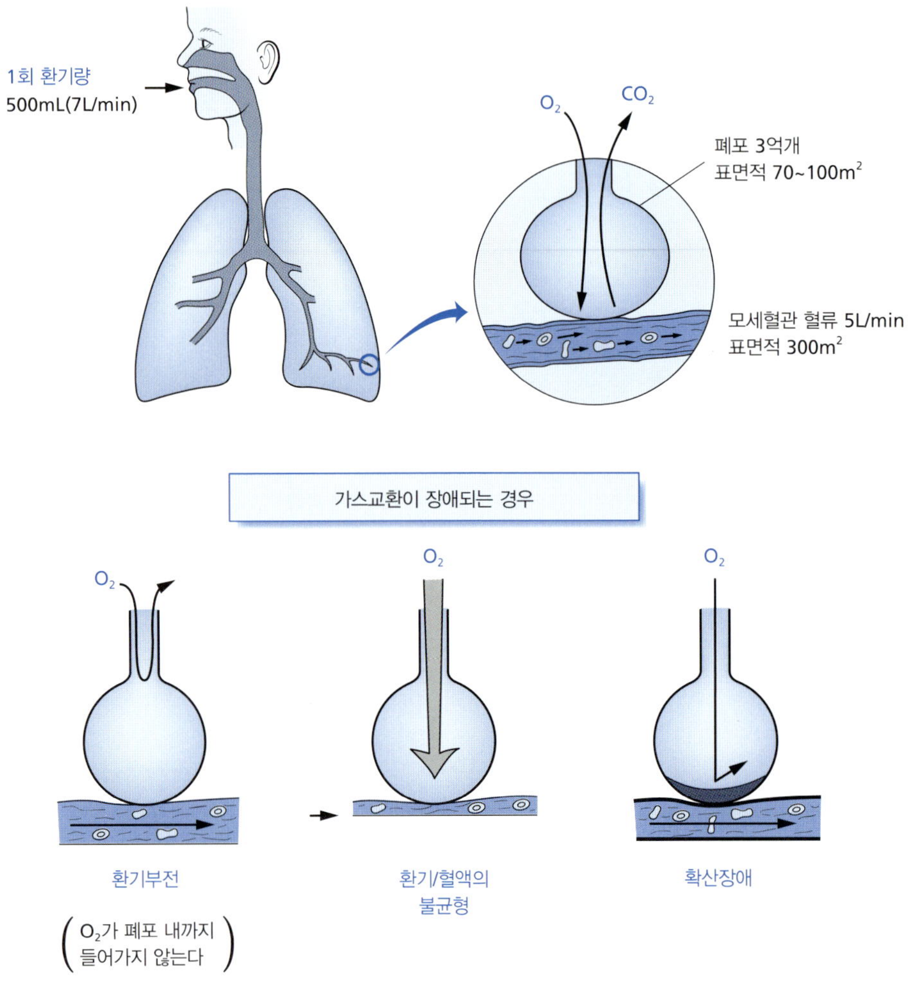

폐는 공기 중에서 **산소**를 흡입하여 노폐물인 **이산화탄소**를 배설하는 기관이다. 이와 같이 산소와 이산화탄소를 교환하는 것을 **가스교환**이라 한다. 입 또는 코로 들어온 공기 중의 산소는 기관, 기관지, 세기관지, 호흡 기관지와 폐 속에서 갈라지는 관을 통해 마지막에는 폐포에 도달한다. 폐포는 1층의 폐포상피로 덮여 있으며 직경 0.3mm의 주머니와 같은 모양을 하고 있어서 공기와의 접촉 면적을 넓게 하고 있다.

폐포 모세혈관에 둘러싸여 가스교환을 실시하고 있다. 한 번의 호흡으로 환기되는 공기(1회 호흡량)는 약 500mL이며 14회/분의 호흡 수인 경우 1분에 약 7L가 된다.

가스교환 중에서도 산소 흡입은 다음의 세 가지 조건이 갖추어지지 않으면 제대로 이루어지지 않는다. ① **환기**, ② **환기/혈류 균형**, ③ **확산**이다. 환기는 산소를 포함한 공기가 폐포로 충분히 들어가는 것을 의미한다. 또한 환기량과 혈류량에 균형이 있어야 한다. 확산은 폐포 내 산소가 혈액으로 잘 녹아들 수 있는지가 문제이다. 그림에 나타낸 바와 같이 폐포에 공기가 들어가지 않는 상태(환기부전), 환기 및 혈류 불균형, 폐포벽의 경화(확산장애) 등으로 가스교환이 막힌다.

폐에서의 이산화탄소 배설은 산소와 달라 혈액에서 폐포까지 쉽게 이동할 수 있다. 따라서 확산이나 환기/혈류 균형보다 중요한 것은 폐포환기량이다. $PaCO_2$은 폐포환기량의 지표가 된다.

이러한 호흡 기능이 혈액가스에 영향을 받으며 또한 혈액가스에서 호흡 기능 이상을 진단할 수 있는 것이다.

• 폐포

태어났을 때의 폐포 수는 6,000만개이지만, 15세 이상이 되면 3억개까지 증가한다. 사람 한 명의 폐포 면적은

$70\sim100m^2$이며 피부의 면적($1.5m^2$)과 비교하면 매우 넓다는 것을 알 수 있다. 대부분 3LDK의 넓이이다.

• 모세혈관 면적

폐포 주위 모세혈관의 표면적은 약 $300m^2$로 폐포 면적보다 넓다. 폐 혈유량은 5L/min이다.

• 폐의 팽창과 수축

폐는 끊임없이 팽창, 수축을 반복하고 있으며 당연히 에너지를 사용하지만, 폐는 가급적 적은 힘으로도 팽창할 수 있도록 부드럽게 이루어져 있다. 예를 들어, $1cmH_2O$의 압력(컵에 1cm 정도의 물을 넣었을 때 바닥에 가해지는 압력)으로 150mL나 확장할 수 있다.

• 환기/혈류 균형

가장 효율적인 환기·혈류 균형은 폐포환기량:혈류량=8:10일 때이다.

• 폐포환기량

공기가 폐포에 도달하기까지 기관지 등과 같이 가스교환에 직접 관계하지 않는 부분이 있다. 이 부분의 공기는 흡수된 후 아무런 변화 없이 다시 배출되어 버린다. 이 양을 **사강 환기량**이라고 한다. 즉, **폐포환기량=(1회 환기량-사강 환기량)×호흡 수**로 나타낼 수 있다. 결국 흡입한 공기는 모두 사용되는 것은 아니라는 것이다.

• 호흡지수(ratio, R)

O_2를 사용하여 에너지를 생산하는 세포(호기대사)는 O_2를 소비하고 CO_2를 생성한다. 이 O_2 소비량과 CO_2 생산량은 에너지원이 되는 영양소에 따라 다르다 0.70~1.00의 수치를 취한다. 이 비율 R을 호흡지수이라고 부른다. 즉 $R=CO_2$ 생산량/O_2 소비량이다. **포도당 등의 당질은 대부분 R=1인 반면, 지질은 R≒0.7, 단백질은 R=0.8 정도이다.**

• 사강량(dead space volume)

사강량은 일반적으로 150mL 정도로 거의 정해져 있기 때문에 그 사람의 단위시간당 환기량을 증가시키기 위해는 1회 호흡량(tidal volume)을 증가시키거나 호흡수를 늘릴 수밖에 없다. 인공호흡기를 연결한 경우에는 이 사강량이나 사강 환기량을 고려할 필요가 있다. 예를 들어 1회 환기량 300mL, 호흡수 20회/분으로 1회 환기량 600mL, 호흡수 10회/분으로는 폐포환기량은 어느 쪽이 많은 것일까? 전자는 (300-150)×20=3,000, 후자는 (600-150)×10=4,500으로 후자의 느리고 깊은 호흡 쪽이 폐포환기량은 많아진다.

• 기관절개 및 기관삽관의 사강량

선단부까지의 거리가 거의 같기 때문에 양자의 사강량은 약 50mL로 거의 변함이 없다.

• 호흡의 말초 화학수용체

혈액가스 변화에 따라 호흡이 변화하지만, 그 수용체는 **경동맥체(carotid body**: 총경동맥의 분기점에 위치한 1~4mm의 기관)와 **대동맥체(aortic body**: 대동맥궁 또는 폐동맥에 산재한다)인 2개가 있다. 주로 경동맥체가 $PaCO_2$ 상승, PaO_2 저하, pH 저하에 반응하며 신경 활동을 증가시킨다. $PaCO_2$이 20~60mmHg의 변화에서 신경 방전(neural discharge)은 직선적으로 변화하지만, PaO_2에서 100mmHg 이하는 기하급수적으로 증가한다(특히 60mmHg 이하).

• 호흡중추 화학 수용야

연수 복측 표층에 존재하며 CO_2에 대한 호흡 조절기구는 **말초 화학 수용야**보다 **중추 화학 수용야**에 중요성이 있다.

13 이산화탄소분압과 산소포화도

동맥혈탄산가스분압($PaCO_2$)은 폐포환기량과 산염기평형의 지표이다.

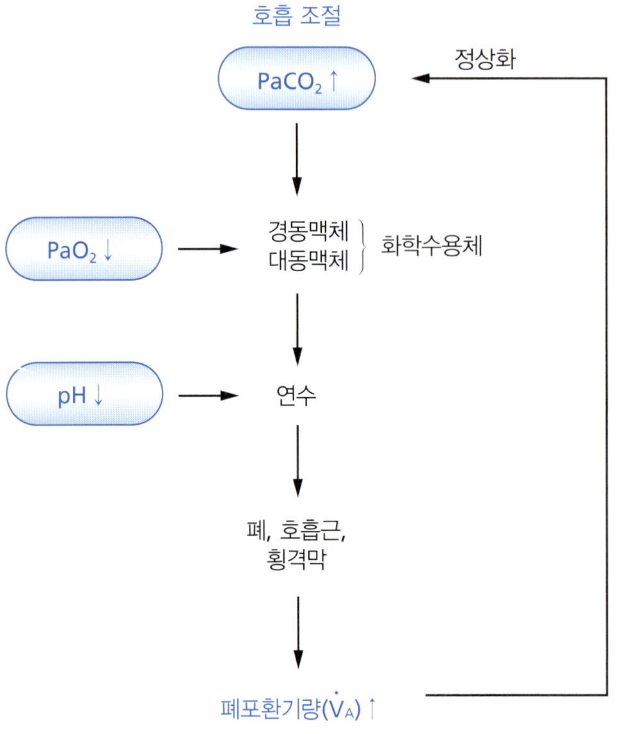

$$PaCO_2 = 0.863 \times \frac{\text{이산화탄소생산량}(\dot{V}_{CO_2})\text{mL/min}}{\text{폐포환기량}(\dot{V}_A)\text{L/min}}$$

$PaCO_2$은 12장에서 설명된 바와 같이, 가스교환의 지표와 산염기평형 지표 모두에 사용된다.

CO_2는 당, 지질, 아미노산 등의 대사에서 생산되며 그 배설은 호흡으로 조절되고 있다.

이산화탄소가 폐에서 배설되는 것은 12장에서 언급한 바와 같이 산소와는 달리, 폐포에서의 확산이나 환기/혈류 균형에서는 영향을 받지 않고 폐포환기에 따라 변화한다. 또한 혈중 분압인 $PaCO_2$은 40Torr이며, 이것은 이산화탄소 생산량과 폐포환기량에 따라 조절되고 있다. 특히 이산화탄소 생산량이 변화하지 않는 경우에는 $PaCO_2$에 의해 폐포환기량을 추정할 수 있다.

사람은 $PaCO_2$이 40Torr가 되도록 폐포환기량이 조절되고 있으며, 이것은 $PaCO_2$과 PaO_2이 변화되면 경동맥체와 대동맥체에 있는 화학수용체에 의해 감지되고, 연수에는 정보가 전달된다. 여기에서 호흡을 변화시키는 지령이 나올 것이다. 연수에서는 별도로 pH 변화에 반응하고 호흡을 조절하고 있다.

$PaCO_2$의 상승(폐포저환기)은 표 1에 나타난 바와 같이, **호흡기질환, 신경근질환, 순환기질환** 등으로 일어나고 $PaCO_2$의 저하(폐포과환기)는 **중추신경계질환, 정신적 요인, 저산소혈증, 약물** 등이 원인이 된다(표 2).

$PaCO_2$이 상승하면 Henderson-Hasselbalch식에서도 알 수 있듯이 pH는 저하한다(호흡성 산증, 표 1). 반대로 $PaCO_2$이 저하하면 pH는 상승한다(호흡성 알칼리증, 표 2).

• 호흡성 인자

$PaCO_2$은 산염기평형에서 대사성 인자인 HCO_3^-에 대해 호흡성 인자로 불리고 있으며 세포에서의 대사 결과로 발생하는 휘발성 산의 이산화탄소분압이다.

표 1. $PaCO_2$이 상승하는 병태(폐포저환기): 호흡성 산증

- **호흡기질환**: 폐렴, 폐암, 결핵, 폐기종, 기흉, 천식, 원발성 폐포저환기증후군
- **신경근질환**: 중증근무력증, 소아마비, 근디스트로피, Guillain-Barré 증후군, 뇌수막염, 수면제
- **순환기질환**: 울혈성 심부전, 폐부종
- **인공호흡기 조절 불량**

표 2. $PaCO_2$이 감소하는 병태(폐포과환기): 호흡성 알칼리증

- **중추신경계질환**: 뇌염, 뇌졸중, 수막염, 뇌종양
- **정신적 요인**: 과환기증후군, 불안, 히스테리, 통증
- **저산소혈증**: 폐섬유증, 폐경색, 고지폐부종, 급성호흡곤란증후군(ARDS), 심부전, 좌우 shunt
- **약물**: 살리실산 중독, 아미노필린, 카페인, 프로게스테론
- **기타**: 갑상선기능항진증, 발열, 임신, 간경변
- **인공호흡기 조절 불량**

• 숨을 들이마시면 배는 부풀어 오르는가?

보통 사람은 횡격막에 의해 호흡에 따라 흡기 시 배가 부풀어 오른다. 흡기 시 배가 움푹하게 들어가는 사람은 횡격막 근육에 피로가 있다고 생각할 수 있다.

• $PaCO_2$과 폐포환기량($\dot{V}_A$)의 관계

$PaCO_2$은 **폐포환기량**의 지표가 되는데, $PaCO_2$을 결정하는 것은 그 밖에도 이산화탄소 생산량이 있다.

• $PaCO_2$=0.863×이산화탄소 생산량($\dot{V}_{CO_2}$)/폐포환기량($\dot{V}_A$)

즉, 이산화탄소가 많이 생기거나 폐포환기량이 저하되면 $PaCO_2$이 증가한다. 생산량이 일정한데 폐포환기량이 절반이 되면 $PaCO_2$은 두 배가 되는 것을 알 수 있다.

• 원발성 폐포저환기증후군 (primary alveolar hypoventilation syndrome)

호흡기에 문제가 없음에도 불구하고 폐포저환기가 발생하여 **호흡성 산증**이나 **저산소혈증**이 나타나는 경우이다. 호흡곤란을 호소하는 경우는 적으며 기면, 피로감, 청색증, 울혈성 심부전을 확인할 수 있다. 호흡의 화학조절이 없고 호흡중추의 기능 이상으로 간주하고 있으며 남성에게서 많이 나타난다(남자:여자=37:2).

• Guillain-Barré 증후군

급성 염증성 탈수초성 다발신경병증(acute inflammatory demyelinating polyneuropathy, AIDP)이라고도 불리며, 바이러스 감염 등을 계기로 자기면역기전에서 말초신경의 뿌리를 중심으로 탈수초가 나타난다. 캄필로박터 감염과의 관련성도 생각할 수 있다. 1~2주 전에 상기도염 증상이 있고 운동마비가 상행성으로 일어난다.

• 급성호흡곤란증후군 (respiratory distress syndrome, ARDS)

폐의 염증과 미세혈관의 투과성 항진이 특징이며 급성으로 **패혈증, 외상, 쇼크 등으로 발병하고 $PaO_2/FiO_2 \leq 200$ Torr**가 된다.

• Pickwick(pickwickian) 증후군

Pickwick는 **Dickens**의 『두 도시 이야기』에 등장하는 비만 소년의 이름이면서, 바로 잠들어 버리는 **폐쇄성 수면무호흡증후군**을 뜻하기도 한다. 폐쇄형에서는 흉곽의 움직임은 나타나지만 무호흡이 된다. 비만저환기증후군이라고도 불리며 **수면 시 무호흡**이 원인이다.

• 온딘재앙증후군(Ondine's curse syndrome)

Giraudoux의 희곡 『**Ondine**』에 나오는 물의 요정 저주에 걸려, 모든 능력을 빼앗긴 기사 한스의 이름을 따서 붙였다(호흡중추 이상으로 일어나는 무호흡증후군이다. 중추성인 경우에는 호흡뿐만 아니라 흉곽의 움직임도 멈춘다). 연수의 CO_2 수용체 장애로 인한 화학조절 이상이며, 수면무호흡증후군의 하나이다.

• 수면무호흡증후군(sleep apnea syndrome, SAS)

Guilleminault의 정의에 따르면 7시간의 수면 중 10초 이상의 무호흡이 30회 이상인 경우이며, non-REM 수면 시에도 인정된다. 시간당 무호흡 수를 **무호흡지수(apnea index, AI)**라고 하며 5회 이상이면 비정상으로 판단된다.

◈ 참고문헌

Horner RL, Bradley TD. Update in sleep and control of ventilation 2006. Am J Respir Crit Care Med. 2007 1 ; 175 : 426-31.

14 동맥혈산소분압(PaO_2)과 산소포화도

동맥혈탄산가스분압($PaCO_2$) 상승은 환기장애를 생각할 수 있다.

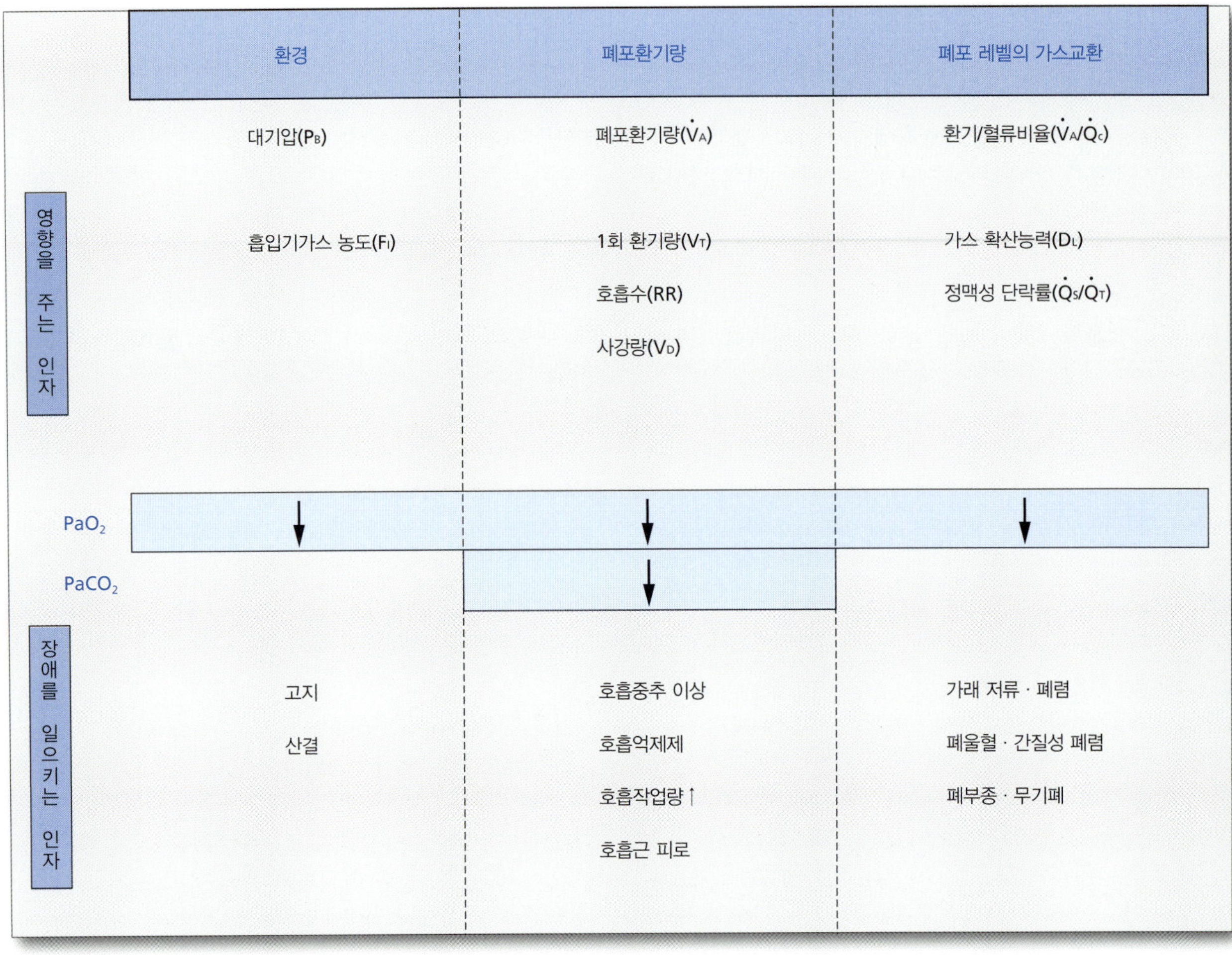

PaO_2은 동맥혈액 중 **산소분압**을 나타내며 **호흡 기능**(가스교환)의 중요한 지표이다. 산소포화도는 혈액 중 헤모글로빈의 몇 퍼센트가 산소와 결합하고 있는지를 나타내고 있다. 산소포화도는 PaO_2과 상관관계가 있으며, PaO_2이 높으면 **산소포화도**도 높아진다. **산소해리곡선**에서 알 수 있듯이 PaO_2이 높은 시점에서는 PaO_2이, PaO_2이 낮아진 시점에서는 SaO_2(동맥혈산소포화도)가 변화를 식별하기 쉽다.

PaO_2에 영향을 미치는 세 가지 요소는 ① **환경**, ② **폐포환기량**, ③ **폐포 레벨에서의 가스교환**이다. $PaCO_2$은 폐포환기량이 중요했지만 PaO_2에서는 더욱 **대기압**이나 **흡입산소농도(F_IO_2) 등의 환경, 환기/혈류 비율이나 가스 확산 기능, 단락률** 등 폐포에서의 가스교환이 영향 인자로서 더해진다(그림).

PaO_2은 대기 중에서는 대기압 760Torr에 21% 포함되어 있기 때문에 760×0.21=159이 된다. 또한 폐로 들어가면 수증기가 포화하기 때문에(수증기도 분압이 있다) 150Torr로 감소한다. 그리고 폐세포 내에서 배설되는 CO_2가 있기 때문에 저하하고, 환기/혈류 비율이나 shunt에 의해 혈액 중의 PaO_2은 더 적어진다. 세포 내 미토콘드리아에서 사용되는 단계에서는 PaO_2은 수 Torr가 되어있다.

즉, **PaO_2의 수치가 낮은 경우**, ① **PaO_2이 낮은 가스 흡입(고지나 저농도 산소 흡입)**, ② **폐포저환기**, ③ **A-aDO_2 증대**의 세 가지를 생각한다. 여기서 중요한 것은 PaO_2이 낮은 가스 흡입인 경우에 $PaCO_2$은 감소, 폐포저환기인 경우에는 $PaCO_2$은 상승하기 때문에 감별진단하게 된다.

• 산소포화도(O_2 saturation)

동맥혈의 경우에는 SaO_2로 나타내며 동맥혈 중 산화헤모글로빈의 비율을 나타내고 있다. 이것은 **헤모글로빈 산소해리곡선**(15장)에서 나타내는 것처럼 PaO_2과 비례관계가 되어, 그 기울기의 변화는 산소를 조직으로 분리하여 폐에서 결합하는 데 유용하다.

• 폐포환기량($\dot{V}_A$)

폐포 내에서의 환기량을 나타내며 $PaCO_2$에 영향을 미친다. 폐포환기량은 **1회 호흡량**, **호흡수**, **사강량**에 의해 영향을 받는다.

• 대기압(P_B)

대기 중에는 **질소**와 **산소**가 있으며 각각 대기압 760Torr를 농도에 따라 600Torr, 160Torr로 나눌 수 있다. 폐 내의 흡입공기는 수증기에 의해 포화되어 있기 때문에, 이 **증기압** 47Torr를 빼고 질소분압은 563Torr, 산소분압은 150Torr로 감소한다.

• Everest의 공기

8,848m의 **에베레스트**(Chomolungma라고도 함)에서는 대기압이 240Torr나 저하하고 대기 중의 산소는 21%로 다르지 않지만 산소분압은 40Torr로 저하한다.

• 비행기 객실의 기압

P_B는 692~567Torr(900~2,400m의 고도)가 되도록 조정되어 있다. 1기압(760Torr)이 되지 않는 이유는 되도록 외부 기압과의 차이를 줄여 기체 피로를 방지하기 위한 것이다.

• 흡입산소농도(F_IO_2)

흡입산소의 농도이지만, 농도라기보다 **F**는 **fraction**이기 때문에, 기체 내 산소의 비율이라고 하는 편이 좋다.

• 환기/혈류 비율($\dot{V}_A/\dot{Q}_C$)

환기량 및 혈류량이 적절한 비율(0.8)이 되지 않은 경우에는 흡입된 산소가 유효하게 혈액으로 운반되지 않는다. 예를 들어, 폐의 상부에서 환기는 많지만, 혈류는 적다. 그 반대로 폐의 하부는 환기가 적고 혈류가 많다. 그 결과, **$\dot{V}_A/\dot{Q}_C$가 상폐야에서는 3.0이며 중폐야에서는 1.0, 하폐야에서는 0.6**이다.

• 가스 확산능력

폐포 내에서 산소가 혈액의 적혈구 헤모글로빈과 결합하기까지는 **폐포상피**, **폐의 간질**, **모세혈관벽**, **혈장** 등을 통과해야 한다(확산). 산소는 간질성 폐렴과 폐부종 등으로 인해 이러한 경로가 방해되면 통과하기 어려워진다. 이것을 확산장애라고 한다. 산소는 여러 가지 원인으로 확산장애가 되는데 **이산화탄소는 산소에 비해 40배나 확산**하기 쉽고, 확산장애의 영향을 받기 어렵다.

• 단락률

정맥성 단락(shunt)이라고도 불리며 폐포의 산소와 접촉하지 않는 혈류가 있다. 건강한 사람이라도 환기 하지 않는 폐포가 있으며 이곳을 통과하는 혈액은 산소와 결합하지 못하고 유효하게 작용하지 못한다. **정상이라도 심박출량 3~5%가 단락되어 있다**(해부학적인 shunt).

• P_AO_2과 PaO_2

A(대문자)는 **alveolar**(폐포)를 나타내며, 폐포기의 산소분압이다. PaO_2의 a(소문자)는 **artery**(동맥)을 나타내며 동맥혈의 산소분압이다.

• A-aDO_2(폐포기-동맥혈산소분압교차, alveolar-arterial difference of oxygen)

P_AO_2과 PaO_2의 차이는 10Torr 정도이다. 즉, 폐포기산소분압 P_AO_2은 100Torr, 동맥혈산소분압은 85~90Torr이다. 이 차이를 A-aDO_2이라고 부르고 있다. **A-aDO_2에 영향**을 주는 것이 앞서 나열한 **확산**, **환기혈류분압**, **단락과 같은 세 가지 요소**이다. A-aDO_2의 정상치는 10Torr 이하이며, 30Torr 이상이면 높은 수치로 비정상이라고 생각한다.

• CO를 확산 측정에 이용하는 이유(D_{LCO})

헤모글로빈 친화성이 O_2보다 약 250배 높기 때문에 혈액량의 흐름에 영향을 받기 어려워 확산능력 측정에 적합하다. O_2는 혈류량에 노출되기 쉽고 생체 내에 이미 존재하기 때문에 확산능력 측정에 적합하지 않다.

25 호흡성 산증과 치료법

폐에서 CO_2를 배설 할 수 없는 상태이다. 호흡성 산증에서 중조 투여는 범죄이다.

$$\downarrow pH = 6.1 + \log \frac{[HCO_3^-]}{0.03 \times PaCO_2 \uparrow}$$

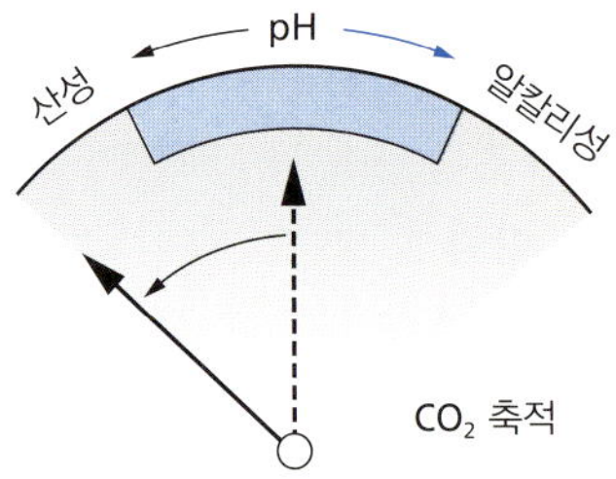

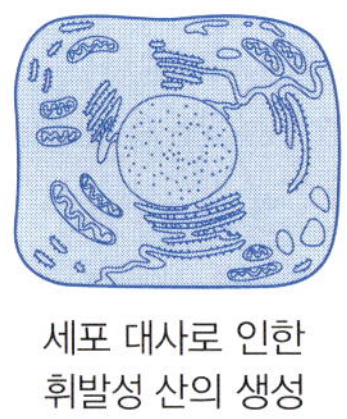

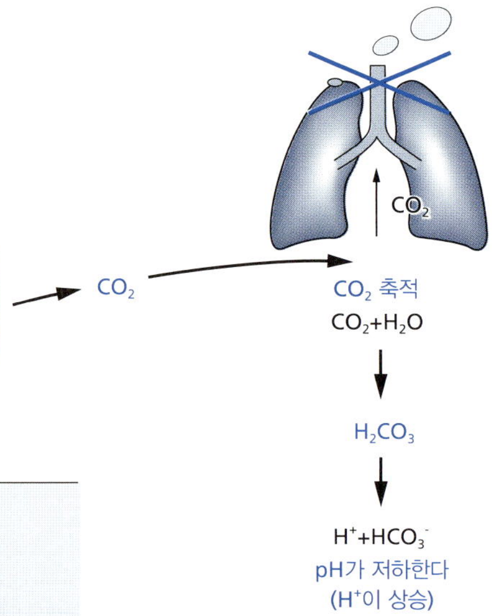

원인

- 호흡기질환: 폐렴, 결핵, 폐암, 기흉, 천식, 상기도 폐색, 폐포저환기증후군
- 신경근질환: 중증근무력증, Guillain-Barré 증후군, 근디스트로피(muscular dystrophy)
- 순환기질환: 울혈성 심부전

COPD 악화 시 치료

- O_2 — SaO_2 90~94%, PaO_2 60~70mmHg
- β 자극제 흡입
- 항콜린제 흡입
- 스테로이드 점적
- NPPV(non-invasive positive pressure ventilation)
  양압 환기
- 중증인 경우
  기관삽관
  Ⅳ 카테터

호흡성 산증은 $PaCO_2$의 상승에 따라 혈액이 산성(산혈증)으로 기우는 병태를 말한다. $PaCO_2$의 증가는 **폐포환기**의 장애로 일어나며 그림과 같은 호흡기질환[만성폐쇄성 폐질환(chronic obstructive pulmonary disease, COPD), 천식, 기흉], 신경근질환[약물에 의한 억제, 감염, 뇌외상, 근육장애, Guillain-Barré 증후군], 순환기질환, 호흡기장애 등으로 일어난다. 보상성 변화로 HCO_3^-의 상승이 일어나지만 급성기와 만성기에서는 그 보상성 변화의 정도가 다르다. 이것은 신장에서 HCO_3^- 생산이 일어날 때까지 시간이 걸리기 때문이다.

폐포환기량 저하는 ① 1회 호흡량, ② 호흡 수, ③ 사강량 감소의 세 가지 원인이 있다.

호흡성 산증은 CO_2의 축적이 일어나는 병태이다. 그 치료는 CO_2의 배설이며, 산증의 치료에서 알칼리를 사용해서는 안 된다.

- 증상

흥분, 보행곤란, 유두부종, 두통, 의식장애, 고혈압, 빈맥, 심부전, 부정맥 등이 일어난다.

- 진단

pH의 저하와 $PaCO_2$의 증가가 관찰된 경우에는 호흡성 산증을 생각할 수 있다. HCO_3^- 수준에서 보상이 있는지를 판단하지만, 급성기와 만성기에서는 다르므로 주의가 필요하다. 일반적으로 신장에서의 보상이 $HCO_3^- > 35$mEq/L가 되는 경우는 드물며, 이러한 경우에는 대사성 알칼리증의 합병을 생각할 수 있다.

• 호흡기질환

폐포환기를 방해하는 것 같은 호흡기질환(천식, 폐렴, 결핵, 기흉, 폐기종, 폐암, 상기도 폐색, 폐포저환기증후군) 등으로 호흡성 산증이 된다.

• 신경근질환

호흡근이 마비되는 것 같은 신경근 질환으로 나타난다. 소아마비, 근디스트로피, 중증근무력증, Guillain-Barré 증후군, 뇌염, 수막염, 중추신경억제제 등이 있다.

• 순환기질환

울혈성 심부전과 폐부종 말기로 환기장애가 일어난다.

• 뇌에서의 영향

CO_2 농도가 상승하면 뇌혈류 증가, 신경세포 흥분성 증가, 마취작용, 뇌압력 상승이 일어난다. 이 때문에 의식 레벨의 저하와 혼수, 자세고정불능, 유두부종을 나타내는 경우가 있다.

H^+과 달리 CO_2는 쉽게 **혈액뇌장벽(blood-brain barrier, BBB)**을 넘어 뇌 조직이나 수액으로 이행한다. 따라서 혈액 $PaCO_2$ 상승에 의해 뇌내가 산성으로 기운다. 수액 pH가 7.24 이하가 되면 의식 장애를 일으킨다.

• 말초에서의 영향

말초혈관 확장이 일어나 피부는 따뜻하고 땀이 있으며 혈압이 상승한다.

• 카프노그래피(capnography: 이산화탄소 감지기)

카프노그래피(호기말이산화탄소분압측정)는 CO_2 분압을 측정하는 장비이며, 마취 중이나 ICU에서 호흡 관리에 사용된다. 일반적으로 호기말에서의 CO_2 분압이 동맥혈가스 CO_2 분압과 유사한데, 호흡기질환이 있는 경우 그 차이가 확대된다.

• 산소 투여

만성폐쇄성 폐질환(COPD)으로 산소공급을 실시하면 **고이산화탄소(CO_2)혈증**을 일으키는 경우가 있다. 예전에는 저산소가 호흡 자극이 있는 상태에 산소 투여를 실시하면 호흡 정지가 일어난다고 배웠다. COPD 환자에게 산소를 투여하고 $PaCO_2$이 상승하는 원인은 저산소에 의한 폐혈관 경련에서 환기혈류비 불균형, 헤모글로빈의 CO_2 결합력 저하, 환기의 감소로 생각해 볼 수 있다. 따라서 COPD에서 중증인 저산소 상태의 환자에게 산소를 투여해야 한다.

• 효소 투여 방법

PaO_2과 $PaCO_2$을 모니터 하면서 **F_IO_2를 4~7%씩** 천천히 상승시킨다. 산소 마스크가 적합하지만, 코카테터(nasal catheter)를 이용할 때는 산소유량을 1L씩 증가시켜 **목표 SpO_2를 90~93%**, 또는 **PaO_2 60~70mmHg**으로 한다. 다음으로 원래 질환(COPD, 심부전, 폐렴 등)을 치료한다. 만약 고도의 산혈증(<7.20)을 합병하거나 의식 레벨의 저하가 나타나는 경우에는 망설이지 않고 삽관하고, 인공환기를 실시한다. 비침습적 양압 환기는 기관삽관을 하지 않고 사용하는 경우가 있다.

• 만성폐쇄성 폐질환(COPD)에서의 고이산화탄소(CO_2)혈증

COPD의 급성 악화로 급성 고이산화탄소혈증이 나타날 때는 이산화탄소혈증에 비교하여 사망률은 증가하지 않는다. 그러나 만성 고이산화탄소혈증인 경우 5년 생존율이 저하된다. 따라서 COPD 만성으로 CO_2 저류가 발생하면 치료를 생각할 필요가 있다.

• 치료

환기를 개선시킨다. 산증을 개선시킬 목적으로 HCO_3^-을 투여하면 안 된다. HCO_3^- 투여에 따라 호흡억제가 발생할 수 있기 때문이다.

• 산소 투여가 필요한가를 판단

일반적으로 $PaCO_2$ 상승은 PaO_2 저하를 동반하지만, 이때 산소를 투여할지에 대한 여부는 $A\text{-}aDO_2$ 수치로 판단한다. $A\text{-}aDO_2$가 거의 정상이면 원칙적으로 산소 투여를 해서는 안 되며 환기 자극과 보조 환기를 개선시킨다. **$A\text{-}aDO_2$가 상승하는 경우에는 CO_2 혼수(narcosis)에 주의하여 산소 투여한다.**

• 산소의 독성

산소 투여에 따라 **무기폐, 고이산화탄소혈증의 악화, 기도장애, 간질장애** 등이 발생할 수 있지만, 일반적으로 산소의 독성라고 하면 폐간질장애를 가리킨다. 안전 영역에 대해서 확정된 것은 아니지만, 블레오마이신을 사용한 적이 있는 환자에게는 최소한의 필수 F_IO_2로 대처한다. 일반적으로는 PaO_2의 목표를 60~70mmHg, SaO_2 90~93%로 F_IO_2을 조절한다.

◈ 참고문헌

1. Miller RD, ed. Miller's Anesthesia, 7th ed. Philadelphia : Churchill Livingstone Elsevier, 2010.
2. Comhair SA, Erzurum SC. Antioxidant responses to oxidant-mediated lung diseases. Am J Physiol Lung Cell Mol Physiol. 2002 ; 283 : L246-55.

26 대사성 알칼리증(metabolic alkalosis)

소변 염화물(chloride, Cl⁻) 농도로 원인을 알 수 있다.

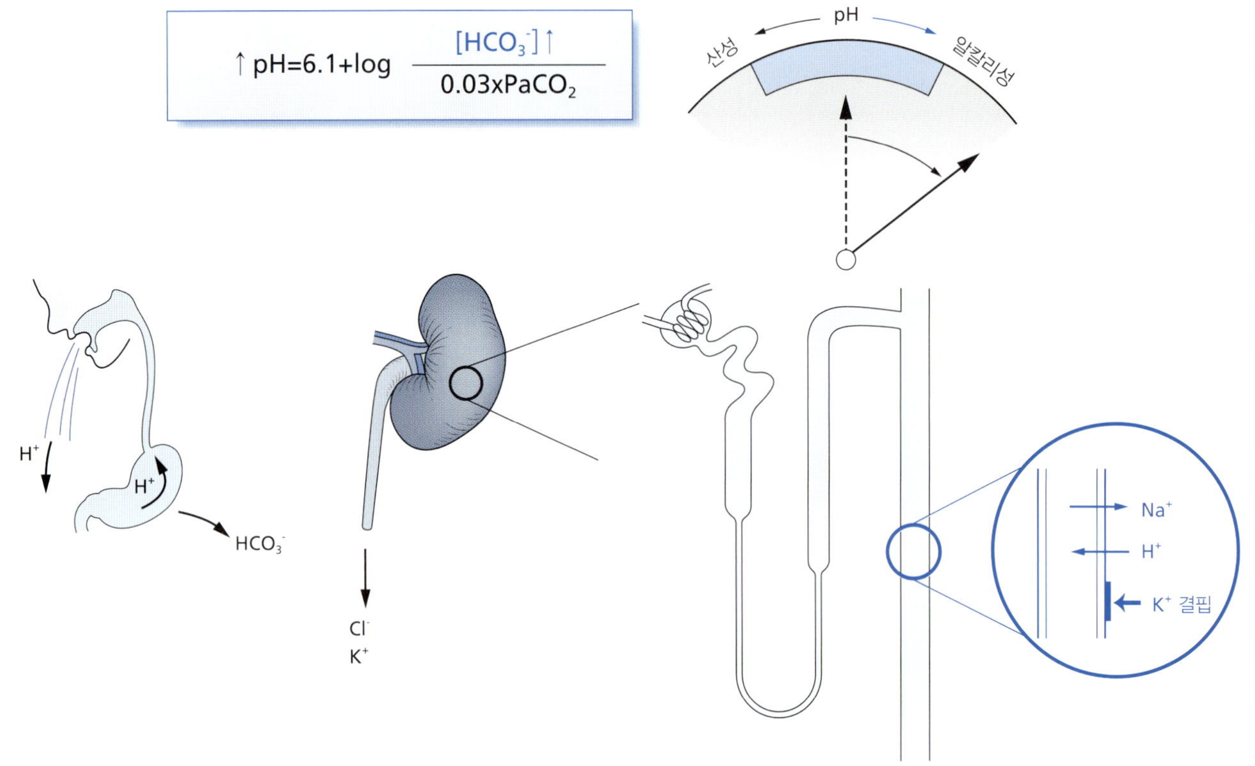

	순환혈장량 저하 소변 Cl^-<10mEq/L	순환혈장량 정상 소변 Cl^->20mEq/L
원인	◦ 위액에서의 H^+ 상실 구토, 위액 흡인 ◦ 신장에서의 Cl^- 상실 이뇨제 과호흡의 제정	◦ 광물코르티코이드 과잉 알도스테론증 Bartter 증후군 Cushing 증후군 감초 ◦ K^+ 결핍, Mg^{2+} 결핍
유지인자	세포외액량 감소 K^+ 결핍 Cl^- 재흡수 억제	광물코르티코이드 작용 K^+ 결핍

HCO_3^-이 증가하더라도 대개는 신장에서 즉시 배설되어 대사성 알칼리증이 지속되는 경우는 없다. **대사성 알칼리증이 지속되기 위해서는 HCO_3^-이 증가하는 원인과 함께 그것이 지속되는 병태가 존재해야 한다.** 지속 인자는 신장에서 HCO_3^- 배설을 저해하는 것이며 **세포외액량 감소, 저칼륨혈증, 저크롤혈증, 광물코르티코이드 작용 증강 등에 의한 신장 반응이다.** 따라서 치료는 원인을 제거하고 지속하도록 하는 요인을 제거할 필요가 있다.

대사성 알칼리증의 원인은 ① **순환혈장량이 감소하는 경우(구토, 위액 흡인, 이뇨제 투여)**와 ② **순환혈장량이 정상인 경우[알도스테론증, Bartter 증후군, Cushing 증후군, 감초 투여]** 등이 있다. 감별 진단으로는 **순환혈장량이 저하되어있는 경우에는 소변 Cl^- 농도가 저하**하는 것으로 판단할 수 있다.

• 감별진단

순환혈장량과 소변 Cl^-이 감별에서 중요하다. Cl^-<10mEq/L의 경우에는 순환혈장량이 감소하고 있다고 판단하고 생리식염수의 투여가 필요하다.

• 증상

의식장애, 저혈압, 부정맥, 저환기, 저칼륨혈증, 이온화 Ca의 저하 등이 인정된다.

• 왜 Na^+ 대신 Cl^-인가

순환혈장량의 마커(marker)로는 Na^+이 사용되지만, 여기는 왜 Cl^-을 이용하는 것일까? 대사성 알칼리증에서는 HCO_3^-이 소변으로 배설되기 때문에 그 음이온에 따라 Na^+과 K^+이 소변으로 나가는 것이다. 이것은 **순환혈장량보다 강한 자극**이며, 따라서 순환혈장량의 마커로는 HCO_3^-에 영향을 받지 않는 Cl^-이 더 정확하다.

• Cl 반응성 대사성 알칼리증

순환혈장량이 저하되어 있는 병태이며, 소변 $Cl^- < 10mEq/L$이다. 대사성 알칼리증에서 가장 많이 확인될 수 있는 병태이다. 구토, 위액 흡인, 융모샘종, 이뇨제 투여, 과잉 알칼리 투여, 수혈(구연산 부하) 등이 있다.

• 중증 대사성 알칼리증에 대한 HCl 투여

pH > 7.55의 경우에는 염산(HCl) 투여를 고려한다.

H 결핍량=0.5×체중×(측정 HCO_3^--목표 HCO_3^-)

이 결핍량 절반의 양을 12시간에, 나머지 절반을 24시간에 걸쳐 투여한다. 1 N HCl를 150mL/L 증류수(130mEq/L의 H^+)를 중심정맥 라인에서 0.2mEq/kg/h 이하의 속도로 천천히 점적한다. H_2길항제도 효과적이다. 투석 환자에게서는 혈액투석으로 시정할 수 있다.

• Cl 불응성 대사성 알칼리증

소변 $Cl^- > 20mEq/L$가 되는 경우가 많다. Bartter 증후군과 Mg 결핍 이외의 원인으로는 고혈압을 합병하며 세포외액량은 감소하지 않는다. 게다가 알도스테론증, Cushing 증후군, Liddle 증후군, 신장동맥 협착, 고칼슘혈증, 고도의 저칼륨혈증 등이 있다.

• Bartter 증후군

저칼륨혈증, 고레닌-고알도스테론, 알칼리증, 정상 혈압, 곁사구체 장치의 과형성, 혈관 반응성 저하, 프로스타글란딘 생산 증가 등을 나타내는 병태이다. 원인으로 현재 가장 가능성이 높은 것은 **Henle 상행각에서의 Cl^- 재흡수 장애(Na-K-2 Cl 수송장애)**이다. 이 이론에 따르면 다양한 증상을 나타내는 증후군을 이해할 수 있다(그림 참조).

• 감초(licorice)

미국과 유럽에서는 매점 등에서 빨간색이나 노란색으로 착색된 막대 사탕을 팔고 있다. 여기에는 감미료로 감초가 포함되어 있다. 또한 감초가 포함된 씹는 담배도 있다. 감초는 글라이시리진이 포함되어 있으며, 이 글라이시리진은 알도스테론과 같은 작용을 한다. 즉, 원위요세관이나 집합요세관에서 Na^+의 재흡수를 자극하고 K^+ 분비를 증가시켜 저칼륨혈증을 일으킨다. 최근 과자에서는 단맛 성분만을 남겨두고 글라이시리진은 제거하고 있다. 그러나 간염 치료제로 글라이시리진이 사용되며 전해질 균형(저칼륨혈증)에 주의할 필요가 있다.

• Liddle(수수께끼) 증후군

1963년 Liddle에 의해 보고된 가족성(상염색체 우성 유전) 질환이며, 고혈압, 저칼륨혈증, 레닌-안지오텐신 억제가 확인되며 원발성 알도스테론과 병태가 비슷함에도 불구하고 혈중 알도스텐론의 수치가 낮다. 신장 이식에 의해 고혈압을 포함한 모든 병태가 개선되기 때문에 신장에서 Na^+ 수송 이상(피질부분 집합요세관)이 본체라고 생각된다.

• 루프이뇨제(loop diuretics)

루프이뇨제는 Henle의 루프에 작용하기 때문에 이름을 붙였다. Henle의 루프에 작용한다고 해도 두꺼운 Henle에 상행각(thick ascending limb of Henle, TALH)에 작용하는 약물이며, 특히 이 부위의 Na-K-2 Cl 수송을 억제하고 이뇨작용을 발휘한다. 두꺼운 Henle 상행각은 신장 중에서도 가장 많이 에너지를 소비하고 있으며 이 부위를 억제하면 매우 강한 이뇨 효과를 발휘한다.

루프이뇨제의 대표는 푸로세미드(Lasix®)로 옛날부터 사용되고 있으며 부작용으로는 이뇨 효과에 의한 탈수 및 저칼륨혈증, 고요산혈증 등이 나타난다. 같은 루프이뇨제로도 개발의 경위는 다르며 탄산탈수효소억제제에서 푸로세미드가, 수은이뇨제에서 에타크린산이 개발되었다. 두 약물 모두 작용기전은 같지만 구조는 크게 다르다.

◈ 참고문헌

1. Khanna A, Kurtzman NA. Metabolic alkalosis. J Nephrol 2006 ; 19 Suppl 9 : S86-96.
2. Galla JH. Metabolic alkalosis. J Am Soc Nephrol. 2000 ; 11 : 369-75.

27 대사성 알칼리증 치료법

원인 질환의 치료뿐만 아니라 체액 • K^+ • Cl^-을 생각하자.

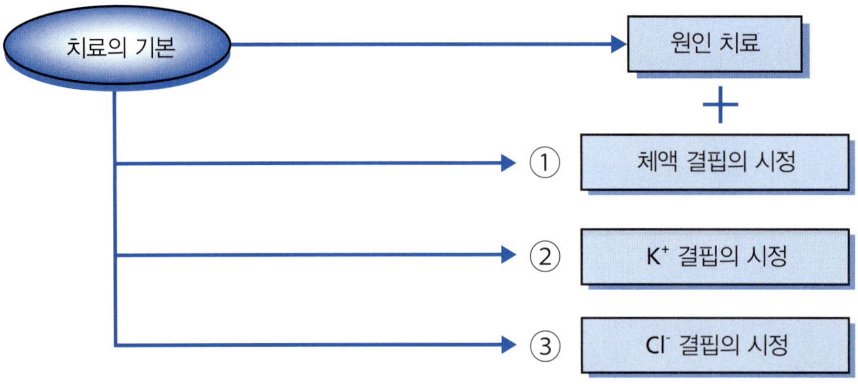

대사성 알칼리증의 치료

【경증】

- $K^+ \cdot Cl^-$의 보급: KCl, 생리식염수, 1호액

【중등증~중증】

기준: pH>7.55, HCO_3^->35mEq/L

- 산성화제(테타니 발현 시)
  - 【경구】 NH_4Cl, $CaCl_2$, 묽은 염산(0.05~0.1%)
  - 【수액】 NH_4Cl(26%), HCl(0.04%), 고염소 함유 아미노산제제

대사성 알칼리증은 HCO_3^-이 증가하는 병태이다. 일반적으로 유효순환혈액량이 감소하여 신장에서 과잉 HCO_3^- 배설되지 않는 경우가 병태를 지속하게 한다. 즉 신장에서는 유효순환혈액량 감소를 보정하기 위해서 Na 재흡수를 증가시키고 Na 재흡수(또는 K^+ 재흡수)와 동시에 전기적 중성을 유지하기 위해 HCO_3^-을 다시 흡수해 버리기 때문이다. 따라서 대사성 알칼리증의 치료에는 세 가지가 있다.

① **체액량의 시정**
② **K^+ 결핍의 시정**
③ **Cl^- 부족의 시정**

체액량 결핍이 있는 환자는 구토, 위장 튜브 흡입, 융모샘종, 이뇨제 투여 등을 NaCl 투여로 개선한다. NaCl 투여로 신장에서 HCO_3^- 재흡수는 저하되고, 또한 Cl^-에 의해 요세관 내강의 Cl^- 농도와 음성 전하가 증가한다. Cl^-의 세포 내 유입과 함께 피질부분 집합요세관에서 Cl^--HCO_3^- 교환 수송이 자극되어 HCO_3^- 분비가 증가한다.

• K^+ 결핍 보정

저칼륨혈증을 동반하는 대사성 알칼리증의 치료에는 **KCl 투여가 효과적**이다. 세포막의 K^+-H^+ 교환은 세포막 전위의 유지에 중요한 역할을 하고 있으며, K^+의 투여에 의해 세포 외 K^+이 증가하고 H^+과 교환하여 세포 내로 들어가면 두 가지 효과가 생긴다. 세포 밖으로 나온 H는 과잉 HCO_3^-에 결합하여 pH를 정상화시킴과 동시에 신장요세관 세포 내 H^+ 저하에 의해 H^+ 분비와 HCO_3^- 재흡수를 감소시킨다. 다른 하나는 저칼륨혈증에 자극되는 원위요세관에서의

HK-ATPase 활성을 감소시켜 H^+ 분비와 K^+ 재흡수를 감소시킨다.

• Cl^- 부족의 보정

알칼리혈증의 치료를 위해 Na과 K의 투여를 할 때는 음이온으로 Cl^-을 투여할 필요가 있다.

• 부종을 동반하는 대사성 알칼리증의 치료

부종을 동반하는 환자에게서는 치료가 다르다. 심부전, 폐성심질환, 간경변 등의 환자에게서는 NaCl는 투여할 수 없다. 저칼륨혈증이 있는 환자에게서는 KCl 투여가 선택된다. 또 다른 치료법은 탄산탈수효소억제제 아세타졸아마이드(Diamox®)(250~500mg) 투여이다. 근위요세관에서의 $NaHCO_3$ 재흡수를 억제하고 알칼리증과 체액 과잉을 보정할 수 있다. 소변 pH를 모니터하면 그 효과를 알 수 있다.

• 염산(HCl) 투여

아세타졸아마이드를 사용하지 않는 경우에는 HCl 점적한다. HCl은 일반적으로 등장액으로 점적한다(150mEq/L, 8~12시간 투여). 가능하다면 중심정맥이 좋지만, 말초혈관인 경우에는 아미노산 용액으로 완충하고 지방제제와 함께 투여하면 혈관을 손상시키지 않는다.

• HCl의 투여량

과잉 HCO_3^-을 중화하는데 필요한 HCl를 투여하지만, 그 계산은 다음과 같이 실시한다.

HCO_3^- 과잉량=0.5×LBM×(혈장 HCO_3^--24)

LBM: lean body mass

• 비위튜브 흡입

비위튜브에 의한 누출의 경우 H_2 차단제도 효과적이다.

표 1. 고도 증후성 대사성 알칼리증의 적극적인 치료

적용	pH>7.6~7.7 특히 다음의 질환을 동반하는 경우, 심장질환(관상동맥질환, 중증 부정맥, 디기탈리스 투여) 저칼슘혈증성 테타니, 간성뇌증, 경련, 혼수
방법	①염산 투여 ●0.1 N~0.2 N 염산(0.1 N 염산=12 N의 염산 8.33mL를 증류수 또는 1/4 생리식염수로 용해) ●100~200mEq/8~24h로 투여(10mEq/h=0.1 N HCl 100mL/h) ●산 저항성 필터를 통해 중심정맥을 경유하여 투여한다 ●여러 차례(2~4시간마다) 혈액가스에 의한 모니터가 필수 ②인공호흡관리 충분하고 적당한 진정제 사용하에 고이산화탄소혈증에 의한 호흡성 산증을 유도한다. 이 경우 충분한 산소가 확보되는 것이 중요하다. ③저중탄산이온 농도 투석 특히 신부전이나 심부전에 의한 세포외액량 과다를 합병한 증례에 적응이 된다. 중탄산이온을 25mEq/L 정도로 저하시킨 투석액을 사용한다.

표 2. 세포외액량, 신장 기능에 의한 대사성 알칼릴증 치료

	신장 기능 정상~경도 저하	신부전
세포외액량 저하	●생리식염수에 의한 세포외액량(Na+Cl) 시정 ●염화칼륨에 의한 K 및 Cl 보충	●Na + K + Cl 보충 (NaCl, KCl) ●투석
세포외액량 정상 · 증가	●아세타졸아마이드 (250~500mg/day) ●스피로놀락톤 (50~100mg/day) ●산성화제 경구 염화암모늄, 아미노산제제	●투석

◈ 참고문헌

Galla JH. Metabolic alkalosis. J Am Soc Nephrol. 2000 ; 11 : 369-75.

28 호흡성 알칼리증과 치료법

불안함 때문에 일어나는 과호흡증후군

$$\uparrow pH = 6.1 + \log \frac{[HCO_3^-]}{0.03 \times PaCO_2 \downarrow}$$

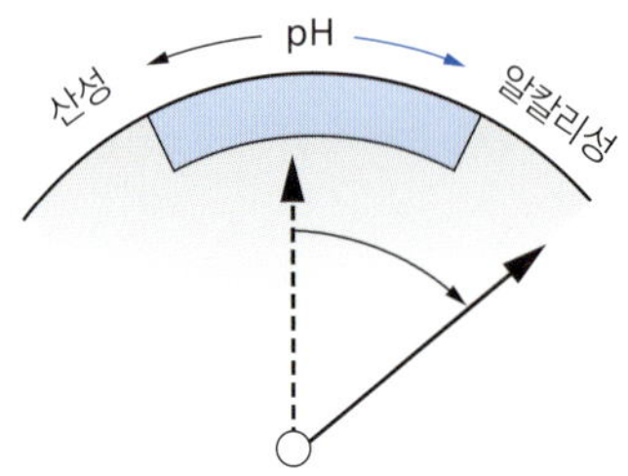

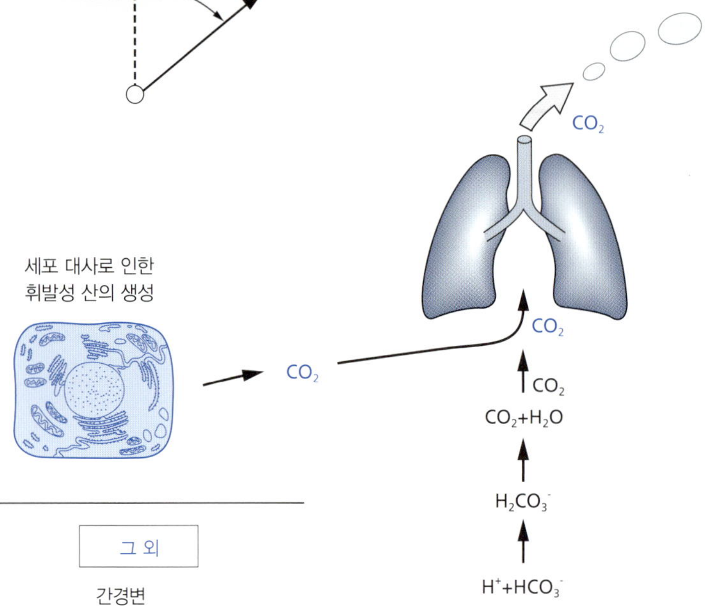

호흡성 알칼리증의 원인

저산소혈증
- 폐렴
- 기관지천식
- 간질성폐렴
- 폐섬유증
- ARDS
- 고지대
- 울혈성 심부전
- 좌우 shunt

호흡중추
- 뇌혈관장애
- 뇌염·수막염
- 뇌종양
- 뇌외상
- 과호흡증후군
- 약물
  - 살리실산
  - 갑상선호르몬
  - 프로게스테론
  - 카테콜라민
  - 아미노필린
  - 독사프람

그 외
- 간경변
- 그람음성균 패혈증
- 임신
- 호흡곤란증후군
- 저산소(고지대)
- 고도빈혈
- 발열
- 통증

과호흡증후군의 치료
- 환자에게 안심되도록 설명
- 진정시킴
- 스트레스 제거
- 천천히 호흡하도록 지도
- 디아제팜(diazepam) 투여

$PaCO_2$과 상관없이 환기가 자극되어 CO_2가 과도하게 배설되면 호흡성 알칼리증이 된다. **불안, 뇌간부 종양, 염증, 정신질환, 중추신경작용 약물, 살리실산, 내독소, 프로게스테론** 등이 있다. 저산소혈증도 환기를 자극한다. 또한 폐렴이나 폐부종의 순응도(compliance) 저하, 폐색전증, 순환혈장량 감소도 원인이 된다. 호흡성 알칼리증은 생각보다 빈도가 높다.

• 증상

호흡성 알칼리증에 의한 현기증, 마비, 테타니, 실신, 경련, 부정맥 등이 일어난다.

• 진단

일반적으로 $PaCO_2 <$ 15Torr는 되지 않지만, 15Torr보다 낮을 경우에는 혼합성 산염기평형장애(대사성 산증의 합병)나 중증례를 생각할 수 있다. pH의 상승과 $PaCO_2$ 저하를 관찰하고 보상성 반응의 정도를 계산하여 진단한다.

• 치료

기초질환의 치료가 기본이지만, pH가 7.5 이상이 되지 않으면 서둘러 치료할 필요는 없다. 만약 저산소혈증이 없으면 종이 봉투에 의한 재호흡법을 시도한다. 뇌종양 등으로 과호흡이 계속된다면 CO_2 재호흡 기구를 사용한다.

• $PaCO_2$<15Torr에서는 높은 사망률

Mazzara는 $PaCO_2$이 15Torr 이하의 호흡성 알칼리증 환자에서는 사망률이 88%로 보고되고 있다. 과호흡이 나타나는 병태는 PaO_2 저하가 있는 중증례 때문이라고 생각된다.

• 보상작용

$PaCO_2$의 증가로 pH가 저하하지만 그에 대한 HCO_3^-의 저하가 보상작용으로 일어난다. 대사성 산염기평형장애와 달리 신장에서의 반응에 1~3일 소요되므로 보상작용은 급성과 만성(신장에서의 반응이 첨가)으로 나뉜다. $PaCO_2$ 10Torr 저하에 대해 HCO_3^-은 1~3.5mEq/L 감소한다. 신장의 보상은 6시간 후 무렵부터 시작하지만, 완성하는 것은 3일 정도 걸리므로 그 보상 반응은 $PaCO_2$ 10Torr의 저하에 대해 HCO_3^-은 2~5mEq/L 저하된다.

• 과호흡증후군(hyperventilation)

불안이나 긴장 등으로 인해 과호흡이 일어나고 저이산화탄소혈증이 된다. β-수용체기능항진, 중추성 환기 응답의 항진 등이 있을 수 있다.

• 저산소혈증

폐포저환기에 미치지 않는 저산소혈증(환기혈류비 불균등, 확산장애)의 경우에는 A-aDO_2의 증대가 관찰되며 호흡성 알칼리증을 나타낸다. 간질성 폐렴, 폐섬유증에서는 A-aDO_2 증가로 일어난다. 세균성 폐렴이나 기관지 천식에서도 마찬가지이지만, 모두 중증이 되어 폐포 파괴가 고도가 되면 호흡성 산증이 된다.

• 호흡중추 자극

뇌간부 종양이나 뇌혈관장애, 뇌염, 수막염 등으로 호흡중추가 자극되면 호흡알칼리증이 발생한다. 또한 정신적인 긴장에 의한 과호흡증후군으로도 인정된다. 약물은 살리실산을 비롯한 많은 약물에서 호흡중추가 자극된다.

• 뇌에 미치는 영향

과호흡에 의해 뇌파의 서파화 및 의식장애가 발생하지만 이것은 동맥혈 $PaCO_2$ 저하에 의한 뇌혈류 저하(혈관 수축)의 영향이 크다.

• 과호흡증후군의 치료

심폐의 기초질환이 없는데 과호흡 발작을 일으키는 병태이며, 호흡곤란, 마비, 흉통, 동계 등을 호소한다. 정신적 불안이나 공황장애가 근본이라고 생각할 수 있다. 환자의 불안을 제거하는 것이 중요하다.

급성기에는 환자를 안심시키고 스트레스를 주지 않으며 천천히 호흡하도록 해야한다. 그래도 회복되지 않는 경우 소량의 안정제를 투여한다. 종이봉투로 실시하는 재호흡법도 옛날부터 이용되고 있었지만, 효과가 미미한 것이 최근의 연구에서 증명되고 있다. 시도하는 것은 상관없지만 저산소혈증을 초래하기 때문에 합병증에 주의하고 맥박산소측정기(pulse oximeter)를 병용하면 좋다.

• 과호흡증후군 재발을 예방

발병 이유를 잘 설명하고 이해시키는 것으로 예방할 수 있다는 연구가 있다. β-차단제의 단기 효과도 보고되고 있다. 또한 디아제팜에 대한 효과도 유효, 무효의 두 가지 의견이 존재한다.

• 살리실산 중독

성인은 10~30g, 소아는 3g의 살리실산의 섭취로 사망한다. 임상증상은 과호흡, 발열, 이명, 현기증, 구토, 설사 등이 있다. 심해지면 의식장애, 폐부종이 발생하여 사망한다. 성인에게서는 호흡성 알칼리증이 주로 나타나는 경우가 많지만 그 외로 대사성 알칼리증을 합병하는 경우가 있다(혼합성 산염기평형장애). 소아에게서는 대사성 산증이 주로 나타나는 경우가 많다. 치료에 사용되는 혈중 농도는 10~30mg/dL이며, 40mg/dL를 초과하면 중독 영역에 들어가게 된다. 중독 환자는 2시간마다 혈중 농도 측정이 필요하다. 이에 따라 피크가 지났는가에 대한 여부를 판단할 수 있다. 치료는 호흡 순환 관리뿐만 아니라, HCO_3^-의 투여가 효과적이며, 또한 필수 치료가 된다. 1~2mEq/Kg을 정맥 내로 볼루스(bolus) 투여한 후 1L의 5% 포도당에 100~150mEq를 추가 점적한다. 이 HCO_3^- 투여에 의해 소변 pH 7.5~8.0으로 한다. 이는 요세관장애와 함께 뇌에 살리실산의 전이를 방지할 수 있다. 살리실산 중독에서 호흡성 알칼리증 HCO_3^- 투여가 금기가 아니라는 것을 알 수 있다. 또한 활성탄에 의한 살리실산의 흡착도 사용된다. 탄산탈수효소억제제의 아세타졸아마이드(Diamox®)는 금기이다. 소변 HCO_3^-은 증가하지만, 혈중 pH가 산혈증이 되어 살리실산이 두뇌로 전환되는 것을 촉진하기 때문이다. 혈액투석에 따라 살리실산을 제거할 수 있다.

◈ 참고문헌

1. Callaham M. Hypoxic hazards of traditional paper bag rebreathing in hyperventilating patients. Ann Emerg Med. 1989 ; 18 : 622-8.
2. Mazzara JT, et al. Extreme hypocapnia in the critically ill patient. Am J Med. 1974 ; 56 : 450-6.

29 보상성 반응과 혼합성 장애

보상작용은 기본적인 산염기평형장애의 일부이다.

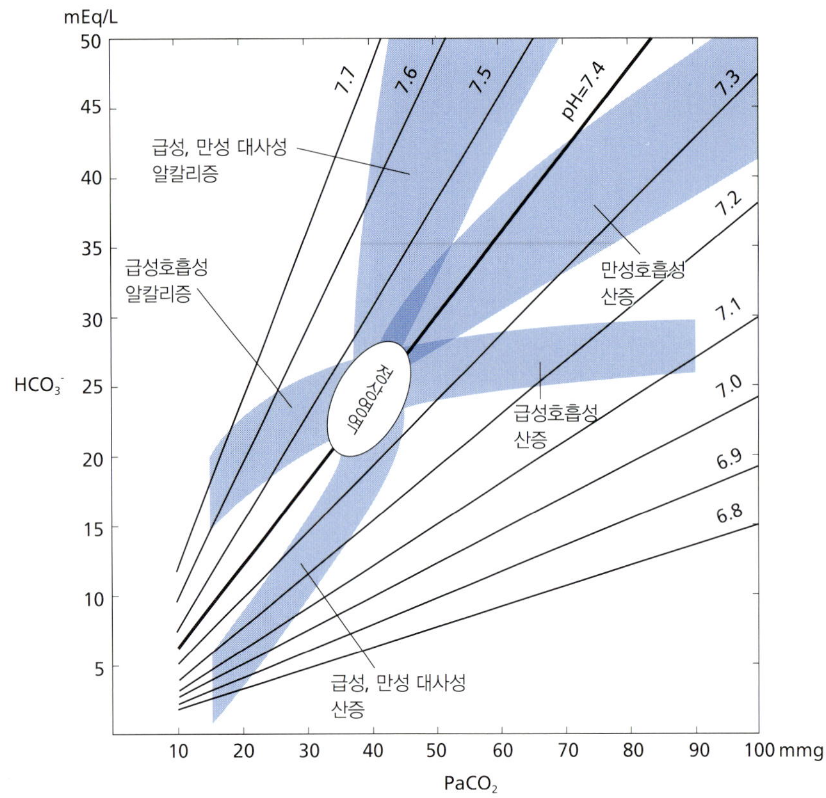

그림 1. 산염기평형장애로 인한 pH, HCO_3^-, $PaCO_2$의 변화

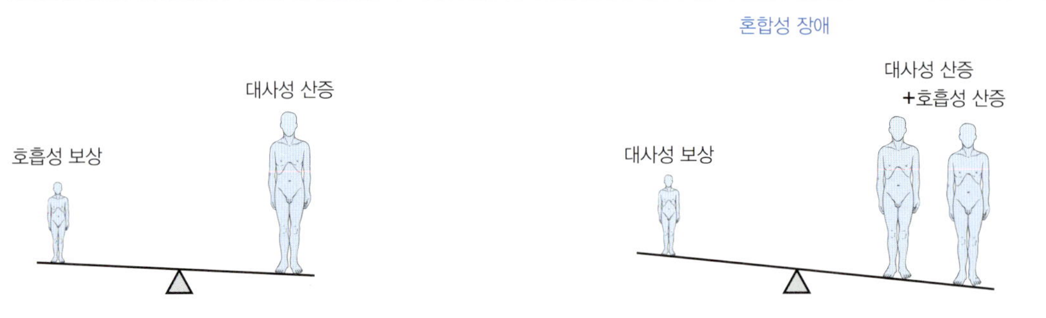

보상작용은 대사성이든 호흡성이든 산염기평형장애가 일어날 때 **그 혈액 pH 변화에 대해 정상에 가깝게 하려는 생체방어 반응이다.**

구체적으로 말하면, 대사성 산증은 기본적으로 HCO_3^-이 감소하고 pH가 저하하지만, 그것을 억제하기 위해 pH를 결정하는 또 하나의 요소인 $PaCO_2$을 저하시켜 pH를 정상에 가깝게 한다. 이것은 대사성 알칼리증에서도 나타나며, HCO_3^-의 증가에 대하여 $PaCO_2$의 증가가 일어난다. 호흡성 변화의 경우에는 대사성보다 조금 복잡하고, 급성 변화의 경우에는 생체의 완충계만 반응하여 며칠 후 신장에서 HCO_3^- 생산이 반응해 변화한다.

즉, 그림에서도 나타냈듯이 호흡성 산증의 경우에는 $PaCO_2$이 상승하고 pH가 저하하지만, 그것을 억제하기 위해 HCO_3^-이 증가한다. 그 증가의 반응이 2단계가 되기 때문이다. 호흡성 알칼리증의 경우도 마찬가지로 $PaCO_2$ 저하에 대하여 HCO_3^-이 감소하고 pH 변화가 적어진다.

이 보상성 반응을 기억하지 않으면 병동에서 대부분의 환자에게서 나타나는 혼합성 산염기평형장애를 감별할 수 없다.

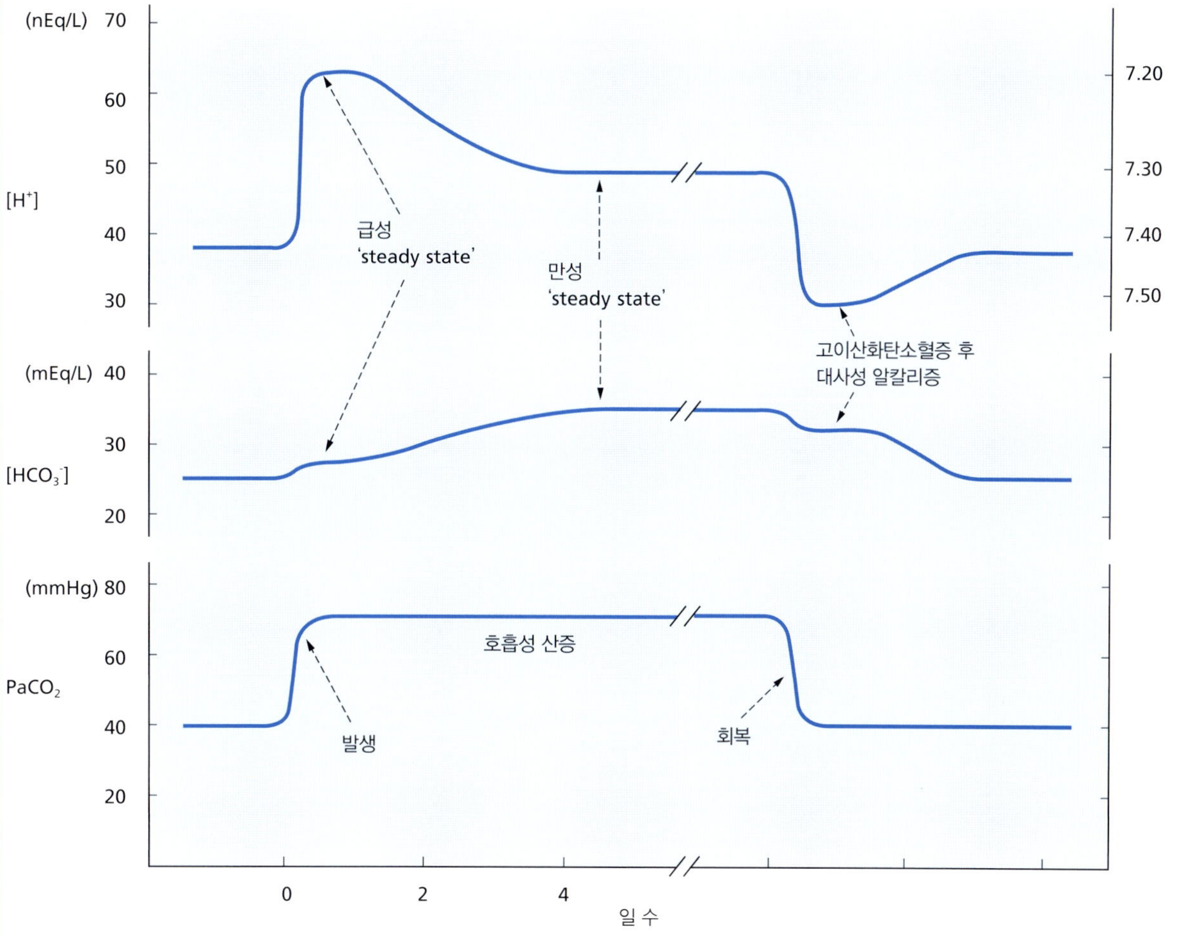

그림 2. 호흡성 산증의 발생과 회복으로 관찰되는 혈장산염기 변화의 시간적 경과

• Significant band

왼쪽 페이지의 그림 1에 나타낸 바와 같이 생체를 다양한 $PaCO_2$로 유지할 때의 HCO_3^-을 측정한 것 중 그 **정상 범위를 significant band**라고 부른다. 이 band는 급성 또는 만성에서 $PaCO_2$을 변화시킬 때 전체 증례의 95%가 포함된 영역을 나타내고 있다. 이에 대사성인 경우의 데이터도 추가하였다. 그러나 이 band에 들어갔어도 혼합성 산염기평형장애가 있는 경우도 있을 수 있으므로 주의해야 한다.

이 band에 들어가지 않는 경우에는 혼합성 산염기평형장애가 존재할 가능성이 높다.

• 호흡성 산증의 반응(그림 2)

$PaCO_2$ 상승이 발생하면 H^+ 농도의 상승(즉 pH의 저하)이 확인되는 반면, HCO_3^-의 증가에 따른 보상은 적다(중간의 선). 그러나 며칠에 걸쳐 신장에서 HCO_3^- 재흡수 증가가 일어나고 H^+ 농도의 저하(pH 상승)에 의해 정상에 근접하게 된다(완전히 정상화되지 않는다). 병태가 회복되면 $PaCO_2$은 정상화되어도 보상작용은 바로 없어지지 않기 때문에 HCO_3^-은 증가한 채로 고이산화탄소혈증 이후에 대사 알칼리증이라는 병태가 며칠간 지속된다.

• 보상작용

Henderson-Hasselbalch식에서 분자의 HCO_3^-이 감소하는 경우에 pH 변화를 적게 하기 위해 분모인 $PaCO_2$을 낮춘다(대사성 산증일 때 호흡을 빨리 하고 $PaCO_2$을 저하시키는 반응). 이것을 보상작용이라고 부른다. 이 작용은 대사성 산증뿐만 아니라 대사성 알칼리증, 호흡성 산증, 호흡성 알칼리증에서도 있다.

• 혼합성 장애

혼합성 장애는 보상작용과는 달리, 산염기평형장애의 기본형이 두 가지 이상 합병한 상태이다. 보상작용은 혼합성 산염기평형장애에 포함되지 않아 정상적인 반응이라고 할 수 있다.

30 산염기평형의 세 가지 접근법

대사성 인자의 진단은 HCO_3^-, BE, SID 중 하나!

표 1. 세 가지 접근법의 특징과 차이

접근법	변수	결정 인자
생리학적 (physiological)	$[HCO_3^-]$	pH, $PaCO_2$
Base excess (BE)	BE standard BE(SBE)	CO_2 평형법 pH, $PaCO_2$, Hb
물리화학적 (physicochemical)	SID_a SID_e SIG A_{Tot}	$([Na^+]+[K^+]+[Ca^{2+}]+[Mg^{2+}])-([Cl^-]+[lactate^-])$ $[Na^+]+[K^+]-[Cl^-]$ $[HCO_3^-]+[Alb^-]+[Pi^-]$ SID_a-SID_e 2.43×[총단백질, g/dL]

표 2. Stewart에 의한 산염기평형장애의 분류

장애 분류	산증	알칼리증
호흡성	↑$PaCO_2$	↓$PaCO_2$
대사성(비호흡성)		
SID 이상		
수분과잉/결핍	↓SID, ↓$[Na^+]$	↑SID, ↑$[Na^+]$
강이온의 불균형		
Cl^- 과잉/결핍	↓SID, ↑$[Cl^-]$	↑SID, ↓$[Cl^-]$
불분명 음이온 과잉	↓SID, ↑[XA]	
비휘발성 약산(A_{Tot})		
혈청알부민	↑$[Alb^-]$	↓$[Alb^-]$
인산이온	↑[Pi]	↓[Pi]

[Alb]: 알부민 농도, [Pi]: 인산이온 농도, XA: 불분명 강음이온 농도
참고문헌 1에서 개변

산염기평형을 정확히 진단하려면 다음의 두 가지가 필요하다.

① **혈액의 산염기 결정 요인을 정확하게 측정한다.**

② **병태생리를 추정하기 위해 데이터를 적절히 평가한다(병력, 신체 소견, 화상 진단 등)**

임상상 데이터에서 산염기평형장애를 정확히 진단하는 것은 환자의 예후를 좌우하기 때문에 매우 중요하다. 지금까지 서술해 온 산염기평형으로의 접근은 세계적으로 현재 임상에서 사용되고 있는 **생리학적 접근(physiological approach, traditional approach, Boston법)**이지만, 그 외에도 **base excess(BE) approach(**17장 **Copenhagen법)**, **물리화학적 접근(physicochemical approach, quantitative strong ion, Stewart법)**이 있다. 최근에는 보다 정확한 **Stewart법**도 ICU나 마취의 사이에서 사용되어 왔으므로 이해해둘 필요가 있다.

• 생리학적 접근(physiological approach)

Van Slyke 등에 의해 생겨난 고전적인 방법으로 Schwartz 등의 Boston학파의 영향이 강해 **Boston법**이라고도 불린다(본서도 대부분은 이 방법에 따라 설명하고 있다). 탄산-중탄산 완충계를 중심으로 Henderson-Hasselbalch식에서 pH를 호흡성인 $PaCO_2$과 대사성인 HCO_3^-으로 규정하고 있다. 여기서 문제가 되는 것은 ICU 등에서 인공호흡기를 장착한 환자에게서는 대사성 산증을 동반하는 보상성 변화는 기대할 수 없다는 것이다. 또한 AG는 알부민의 영향을 받으므로 2.5mEq/L의 변화가 알부민 농도 1g/dL의 증감으로 발생하는(정상 4.5g/dL) 경우에도 영향을 받는다.

• Base excess 접근

Astrup 등에 의해 고안된 방법이며 **Copenhagen법**이라고도 불린다. Boston파와 치열한 논쟁이 있었고(17장 참

조), 이 방법은 pH, $PaCO_2$, BE인 세 가지 변수로부터 생각해볼 수 있다. BE는 $[HCO_3^-]$ 대신 도입된 것이며, 대사성 인자인 $PaCO_2$과 독립적인 인자이다. BE의 정의는 $PaCO_2$ 40Torr에서 pH 7.40보다 높을 때 혈액 pH를 7.40로 맞추는 데 필요한 산의 양이다. 반대로 pH 7.40보다 낮은 경우에는 필요한 염기의 양(negative BE 또는 base deficit)을 말한다. 이 방법의 단점은 세포 내 완충계를 고려하지 않는 것과 혈액과 조직간액의 비율을 1:3으로 일정하게 유지하고 있다는 것이다(부종 환자에게서는 변화한다). 또한 중요한 점은 $PaCO_2$ 변화에 의해 이차적으로 BE가 변화하여 순수한 대사성 인자로는 생각할 수 없다는 것이다.

• 물리화학적 접근(physicochemical approach)

Stewart법으로 최근 사용되어 온 방법이다. 이 개념은 지금까지의 산염기 방식과는 달리 $PaCO_2$과 비휘발성 약산인 2개에 추가하여 강이온을 인자로서 더하는 것이다. 강이온은 체액 중에서 대부분이 전리하는 물질이며(예: NaCl) 이 강이온에 의해 수분이 분리되어 $[H^+]$이 결정된다는 방식이다. Stewart는 플라스크 내에서 실험을 실시하여 $[H^+]$을 변화시키는 것은 강이온차이(strong ion difference, SID), 총약산 농도(total weak acids, A_{Tot}, 이 중에는 단백질, 인산을 포함), $PaCO_2$인 것을 발견했다. Stewart에 따르면 $[H^+]$과 $[HCO_3^-]$도 독립적인 요인이 아니며, 이러한 세 가지 요소의 종속성 인자로 생각할 수 있다.

• Stewart의 여섯 가지 기본 유형

산염기평형장애는 여섯 가지 기본 유형으로 분류된다.

① **호흡성 산증(respiratory acidosis)**
② **호흡성 알칼리증(respiratory alkalosis)**
③ **강이온 산증(strong ion acidosis)**
④ **강이온 알칼리증(strong ion alkalosis)**
⑤ **비휘발성 약산증(A_{Tot} acidosis)**
⑥ **비휘발성 약알칼리증(A_{Tot} alkalosis)**

즉, 표 2에 있는 것처럼 크게 호흡성 및 대사성으로 나누어 호흡성은 ① 호흡성 산증($PaCO_2$↑)과 ② 호흡성 알칼리증($PaCO_2$↓)으로 분류한다. 또한 대사성은 SID와 A_{Tot}의 이상으로 판단하고 SID의 변화에서는 ③ 강이온 산증(SID↓), ④ 강이온 알칼리증(SID↑)으로 분류한다. SID의 저하는 $[Na^+]$↓나 $[Cl^-]$↑로 일어난다. 반대로 SID의 증가는 $[Na^+]$↑, $[Cl^-]$↓로 일어난다. A_{Tot} 이상은 혈청알부민과 인산이온의 상승(⑤ 비휘발성 약산증), 혈청알부민과 인산이온의 감소(⑥ 비휘발성 약알칼리증)의 여섯 가지 기본 유형으로 나뉜다.

• 용어 해설

SID(strong ion difference: 강이온차이)

혈장 중에서 완전히 이온화하고 있는 양이온과 음이온의 차이이다.

SID_{eff}(effective strong ion difference, SID_e: 유효 강이온차이)

SID_{eff}는 본래의 강이온차이이며, pH와 A_{Tot}로 계산할 수 있다. 즉, pH, 알부민 농도, 인산 농도로 계산된 것이 SID_{eff}이다.

SID_{app}(apparent strong ion difference, SID_a: 명백한 강이온차이)

일반적으로 측정되는 양이온-음이온의 차이이다. 정상에서는 SID_{app}≒40mEq/L이며, 또한 $SID_{app}=SID_{eff}$이다.

SIG(strong ion gap)

$SID_{app}-SID_{eff}$을 말한다. 정상은 0mEq/L이지만 산증이나 알칼리증의 일부에서는 변화한다.

A_{Tot}[total weak acids(총약산 농도) 또는 non-volatile weak acids(비휘발성 약산성)]

약산은 이온화(A^-)와 비이온화(AH)로 혈장에 존재하며 완충계로서 작용하고 있다. $A_{Tot}=A^-+AH$로 정의된다. 정상에서는 알부민과 인산염이다.

◈ 참고문헌

1. Rastegar A. Clinical utility of Stewart's method in diagnosis and management of acid-base disorders, clin. J Am Nephrol 2009 ; 4 : 1267.
2. Adroqué HJ, et al. Assessing acid-base disorders. Kidney Int. 2009 ; 76 : 1239-47.

31 새로운 Stewart법에 의한 산염기 읽기

중증 환자에게도 사용할 수 있는 Stewart법

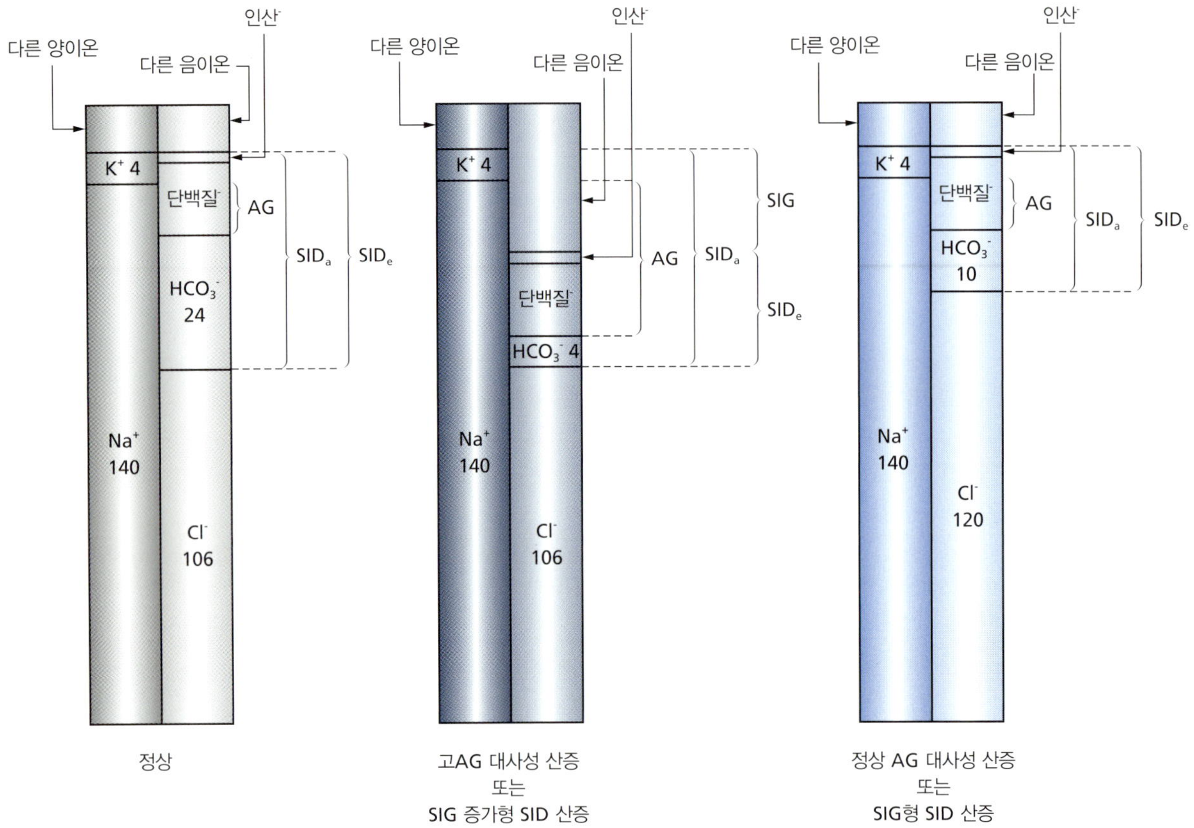

참고문헌 1에서 개변

3개의 기둥은 왼쪽부터 정상, SIG 증가형 SID 산증(고AG 대사성 산증, 염소성 대사성 산증), SIG형 SID 산증(정상 AG 대사성 산증, 고염소성 대사성 산증)을 나타내고 있다. 이 그림을 이해할 수 있다면 Stewart법에 의한 산염기평형을 읽는 법은 졸업할 수 있다. 정상에서 양이온은 Na^++K^+이며 음이온은 Cl^-+HCO_3^-+단백질-+인산-으로 구성되어 있다. 그 외에도 일반적으로 측정되지 않는 양이온과 음이온이 존재한다. 고전적으로 사용되는 AG(음이온차이)는 Na^+-Cl^--HCO_3^-이며, 그림에 나타낸 AG 부분에 해당한다. SID_a과 SID_e는 정상으로 같으며 (Na^++K^+)-Cl^-로 표현된다. 당뇨병성 산증과 같이 AG가 증가하며, 산증(중앙의 기둥)에서는 측정되지 않는 음이온이 증가하고 HCO_3^-은 감소하며 Cl^-은 정상이다. SID_a는 Cl^-이 정상이기 때문에 변화하지 않지만 SID_e이 감소하기 때문에 SIG가 증가한다. 즉, SIG 증가형 SID 산증이 된다. 신장요세관성 산증처럼 AG는 정상이며 Cl^-이 증가하는 산증(오른쪽 기둥)은 SID_a, SID_e와 함께 감소하고 SIG는 0이다. 즉, Stewart법에서는 pH를 규정하는 $PaCO_2$, SID, A_{Tot} 세 가지 요인으로 산염기평형장애를 진단하는 것이다.

지금까지 서술해 온 산염기평형을 읽는 법은 이른바 고전적(conventional)인 산염기 개념에 의한 것이다. 이것은 **Schwartz** 등에 의해 1960년대에 만들어진 것으로 [HCO_3^-]과 $PaCO_2$의 비율로 [H^+]을 나타내고 있다. 이에 비해 1981년에 **Peter Stewart**가 제창한 새로운 산염기평형으로의 접근은 고전적인 접근과는 다른 것이다.

고전적 Brønsted-Lowry의 산 정의는 H^+ donor이며, 염기는 H^+ receiver로 알려져 있지만, Stewart의 정의는 H_2O의 해리에 의해 H^+이 많고 OH^-이 적어지는 이온을 산이라고 정의하고 있다. 그리고 H^+ 농도를 규정하는 6개의 식을 생각해 내어 HCO_3^-은 그 식에서 부수적인 요소로 판단하고 있다. 따라서 HCO_3^-은 혈액 pH의 결정 인자로 생각하지 않는다.

Stewart법에서는 **강이온차이(strong ion difference, SID)**, **총약산 농도(total weak acids, A_{Tot})** 또는 **비휘발성 약산성(non-volatile weak acids, A_{Tot})**, **$PaCO_2$**인 세 가지로 산염기평형을 규정하고 있다.

• Stewart법과 고전법의 차이

Stewart법과 고전적인 접근의 임상적 차이점은 Stewart법에서는 알부민 농도를 도입하고 있다는 것이다. 혈청알부민 농도가 1g/dL 변화하여 측정되지 않는 음이온은 2.3~2.5mEq/L만 변화하고, 또한 Stewart법이 복잡하므로 임상에서는 Schwartz 등에 의한 고전적인 방식으로 충분하다고 생각된다. 앞으로는 Stewart 방법도 사용하기 쉬워지면 보급될 가능성이 있다.

• 명백한 강이온차이(apparent SID)

강양이온(Na^+, K^+, Ca^{2+}, Mg^{2+})과 강음이온(Cl^-, $lactate^-$)의 차이로 정의된다.

$$SID_{app}=[Na^+]+[K^+]+[Ca^{2+}]+[Mg^{2+}]-[Cl^-]-[lactate^-]$$

정상에서는 SID_{app}≒40mEq/L이며, SID가 상승하면 알칼리로 기울고 SID가 떨어지면 산성으로 기운다.

$$SID\uparrow \Rightarrow pH\uparrow$$
$$SID\downarrow \Rightarrow pH\downarrow$$

• 강이온차이(strong ion gap, SID)

SID는 pH와 A_{Tot}에 의해 규정되어 있으므로 pH, 혈청알부민, 인산을 측정하여 계산할 수 있다.

$$\text{effective } SID(SID_{eff})=(12.2\times PaCO_2/10^{-pH})+[Alb\times(0.123\times pH-0.631)]+[PaO_2\times(0.309\times pH-0.469)]$$

$$\mathbf{SIG=SID_{app}-SID_{eff}}$$

SIG는 본래 0이었을테지만 +가 된 경우 내인성 산 또는 외인성 산 혹은 산 전구물질(메탄올, 에틸렌글리콜, 살리실산)의 부하를 생각한다.

Stewart법에서는 알부민의 효과도 포함하고 있기 때문에 중증 환자에 대한 평가는 정확성이 더욱 높아진다. 그러나 고전적인 접근이 더 간편하고(측정 항목 및 식 등) 현재는 Stewart법보다 Schwartz법을 사용하는 사람이 많다. 또한 알부민 보정 AG를 사용하여 저알부민혈증을 고려하면 대부분 정확성에 차이는 나타나지 않는다.

• 위액 상실

고전적인 방식으로는 위액에 포함된 산이 상실되어 알칼리혈증이 된다고 생각하지만, Stewart법으로는 위액 중 strong ion의 차이, 즉 $Cl^->$양이온이기 때문에 SID_{app}이 증가하고 알칼리혈증이 된다.

• 염화나트륨(NaCl) 수액

NaCl 투여에 의한 산혈증의 병태도 생리식염수 과다투여로 HCO_3^-이 옅어지는 것이 아니라 혈액 성분에 비해 Cl^-이 양이온(Na^+)보다 더 들어가기 때문이다. 즉, 주입 중인 SID=0이기 때문에 체액의 SID_{app}을 저하시켜 산혈증이 된다.

◈ 참고문헌

1. Adroqué HJ, et al. Assessing acid-base disorders. Kidney Int. 2009 ; 76 : 1239-47.
2. Schwartz WB, Relman AS. A critique of the parameters used in the evaluation of acid-base disorders. N Engl J Med. 1963 ; 268 : 1382-8.
3. Stewart PA. Modern quantitative acid-base chemistry. Can J Physiol Pharmacol. 1983 ; 61 : 1444-61.

32 인공호흡기 사용법

신속하게 판단하여 대응하고 중증이 되기 전에 장착한다. 목적을 확인!

모드 선택

- CPAP는 안정된 자발호흡이 있는 환자에게 사용할 수 있다
- SIMV는 자발호흡이 없는 환자에게도 사용할 수 있다
- PEEP는 허탈된 폐포에 공기를 넣어 산소화를 개선시킨다

표 1. CPAP와 SIMV 차이

	호흡 패턴	특징
CPAP	자발호흡만(PSV 등의 병용 가능)	동조성이 좋다 무호흡·호흡 횟수가 적은 환자에게는 사용할 수 없다
SIMV	강제 환기(종량식 또는 종압식) + 자발호흡(PSV 등 병용)	무호흡에서도 사용할 수 있다 동조성이 없다(fighting)

표 2. 위닝(weaning) 체크리스트

- □ 인공호흡기 개시의 원인이 되는 질환의 조절이 가능해진다
- □ 의식 레벨이 유지되고 있다
- □ 순환동태는 안정되어 있다 (카테콜라민의 사용 없이 또는 최소한)
- □ 산소가 유지되고 있다 $F_IO_2 \leq 0.4\sim0.5$이고 PEEP5~8cmH_2O에서 $PaO_2 > 60Torr$
- □ 대사성 산증이 개선되고 있다
- □ 전해질 이상은 없다 (특히 호흡근에 영향을 주는 P, Mg, Ca, K)
- □ 심한 빈혈이 아니다
- □ 열이 나지 않는다

참고문헌 1에서 인용

표 3. 인공호흡기가 필요한 병태

급성 폐간질성 질환	폐렴(감염, 오연), ARDS
심장성 폐부종	급성심근경색, 심근증, 체액량 과잉
기도질환	COPD의 악화, 급성중증 천식발작
일차성 환기부전	Guillain-Barré 증후군, 중증근무력증, 약제 과량 투여, 흉벽질환
전신성 질환	쇼크, 패혈증
그 외	수술 중(전신마비), 흉부 외상

호흡성 산증은 인공호흡기로 병태를 개선할 수 있으므로 그 사용법을 숙지할 필요가 있다. 적절히 사용하면 환자에게 이익이 되지만, 잘못 사용하면 병태를 악화시켜 환자에게 불이익이 되는 것을 알아두어야 한다. 또한 인공호흡을 시작했을 때부터 위닝(weaning)을 생각할 필요가 있다.

인공호흡은 양압환기라고도 불린다. 흡기 자극이 있으면 산소를 포함한 공기를 강제로 기도를 향해 보내 폐포까지 도달시킨다. 폐포내압이 어느 정도까지 올라가면 공기의 주입을 정지한다. 호기는 수동적으로 이루어지며 내압이 높은 폐포에서 기도로 공기가 역류한다.

• 적응

불충분한 산소화 또는 환기부전인 급성호흡부전과 만성호흡부전에서 사용된다(표 3). **신속하게 적응을 판단하고, 중증이 되기 전에 장착할 필요가 있다.** 또한 인공호흡기를 붙이는 목적을 확인한다. 목적으로는 폐포환기와 동맥혈 산소화를 양호하게 유지하기 위해 가스교환을 실시하며, 호흡근에서의 부담을 줄여 대사를 억제하는 것과 함께 환기로 인한 폐손상을 감소시킨다. 임상적으로는 저산소, 급성호흡산증, 호흡곤란, 폐기종, 호흡근 피폐, 산소 소비 등을 개선 또는 완화하는 것을 목표로 하고 있다.

• 양압환기의 양식 선택

PCV(압력조절환기, pressure control ventilation) 또는 **VCV(용량조절환기, volume control ventilation)** 중 하나를 선택한다. PCV에서는 흡기압과 흡기 시간을, VCV는 1회 호흡량과 흡기유량을 설정한다. 동기성인 관점에서는 흡기유량을 변화시킬 수 있는 PCV 쪽이 유리하다. 두개 내 병변이나 신경근질환으로 자발호흡이 소실하는 경우에는 VCV로 관리하는 것이 쉽다.

• 인공호흡기의 초기 설정

• 모드 설정

서포트의 필요성과 인공호흡의 경과로 판단하여 모드를 설정한다.

• AC(보조 · 조절 환기, assist control)

설정한 1회 호흡량, 흡기유량(또는 흡기 시간)으로 공기를 보낸다. 인공호흡기의 서포트가 가장 큰 모드이다.

• CPAP(지속기도양압, continuous positive airway pressure)

흡기·호흡을 통해 기도로 일정한 양압을 가하는 설정이다. 인공호흡기의 서포트가 가장 적은 모드이다. CPAP만으로는 환기 보조가 부족한 경우 PS(압력 보조, pressure support)를 병용한다. PS는 자발흡기 노력이 방아쇠가 되어 양압(일반적으로 5~20cmH_2O)을 더 많이 가하여 흡기 노력을 적게 한다. 흡기 유속, 호흡수, 흡기 시간을 변경할 수 있기 때문에 환자에 맞게 설정할 수 있다. CPAP 및 CPAP+PS는 자발호흡에 의존하고 있기 때문에 자발호흡이 없는 신경근질환이나 근육이완에는 사용할 수 없다.

• SIMV(동기식 간헐적 강제 환기, synchronized intermittent mandatory ventilation)

SIMV는 AC 및 CPAP의 중간에 위치하는 모드로 생각해도 좋다. AC와 마찬가지로 호흡수, 1회 호흡량, 흡기 유속(흡기 시간)을 설정하는데, 설정한 호흡수 이상의 자발호흡에 대해서는 보조호흡이 실시되지 않으며 PS를 가할 수도 있다.

급성호흡부전으로 호흡을 위한 일의 양이 증가하는 경우나 쇼크로 산소공급량이 저하되는 경우에는 AC로 서포트하고 상태가 안정되면 CPAP±PS로 인공호흡기 이탈을 위한 위닝을 실시한다.

• F_IO_2 설정

저산소혈증에 인공호흡기를 사용하는 경우에는 먼저 1.0(100%)에 F_IO_2를 설정하여 산소포화도(SpO_2)가 100%가 되도록 하여 산소의 정도를 관찰하면서 감량해 나간다(0.3~1.0).

• PEEP(호기종말양압, positive end expiratory pressure) 설정

호기종말에 양압을 가해 폐부종이나 ARDS일 때의 폐허탈을 줄일 수 있다. 또한 내인성 PEEP가 있는 경우는 방아쇠가 되기 쉽고 폐가 일하는 양을 감소시키는 효과가 있다. 5cmH_2O 이상으로 설정하고 저산소혈증에서는 보다 높은 수치(10~20cmH_2O)를 선택한다.

• 1회 호흡량과 호흡수를 설정

VCV에서의 주요 설정 항목이다. 분당환기량=1회 환기량×호흡수이다. 일반적으로 1회 환기량을 6~10mL/kg, 흡입유량을 40~50L/min으로 설정한다. 천식발작과 같은 폐쇄성폐질환에서는 충분한 호기 시간을 필요로 하기 때문에 호흡수를 적게 하여 1회 호흡 시간을 연장시킨다. 폐렴이나 폐부종은 CO_2 생산과 사강환기량을 증가시키기 때문에 분시환기량을 증가시킬 필요가 있다(폐포환기량=분당환기량-사강환기량). 그 결과 호흡수를 증가시킨다. 급성호흡곤란증후군(ARDS)은 1회 환기량을 6mL/kg으로 제한하면 좋다. 이 때 사용하는 체중은 이상 체중이다[남성: 50+0.91(신장-152.4), 여성: 45.5+0.91(신장-152.4)].

• 흡기압력과 흡기 시간 설정

PCV의 주요 설정 항목이다. 1회 호흡량이 6~10mL/kg이 되도록 흡기압력을 설정한다. PCV에서는 1회 호흡량과 흡기 유속은 직접 설정할 수 없다. 흡기 시간은 기도 내의 유량이 제로가 되도록 설정한다.

• 흡기 유속과 흡기 시간 설정

VCV에서의 설정은 흡기 유속은 보통 60L/min(1L/sec)로 설정하고 적절하게 조절한다.

• 트리거(감도)

감지 방법은 유량과 압력이다. 유량은 2~3L/min, 압력은 1~2cmH_2O로 설정한다.

• NPPV(non-invasive positive pressure ventilation)

인공호흡은 꼭 기관삽관을 하지 않아도 되는 경우가 있다. NPPV의 적응과 금기를 참고하여 적용환자를 선택한다. 특히 COPD 급성 악화, 심원성 폐부종, AIDS의 급성호흡부전, COPD의 위닝 등이 있다.

• 위닝 체크리스트

표에 나타난 바와 같이 병태가 안정되어 있는지 확인하고 인공호흡기를 위닝한다. 위닝의 목록이 OK라면 SBT(-spontaneous breathing trial)를 실시한다. 이것은 인공호흡기를 떼어낸 것과 비슷한 상태를 만들어 관찰하는 것이다. T 피스 또는 최소한의 인공호흡기 설정으로 30~120분 안정된 호흡이 가능하다면 인공호흡기를 중지할 수 있다.

◈ 참고문헌

1. 長谷川景子, 田中竜馬 : 人工呼吸器設定の基礎. レジデントノート Vol.10 No.8 2008 : 1193.
2. Slutsky AS. Mechanical ventilation. American College of Chest Physicians' Consensus Conference. Chest. 1993 ; 104 : 1833-59.

33 투석의 효과

급격한 HCO_3^- 보정에 주의

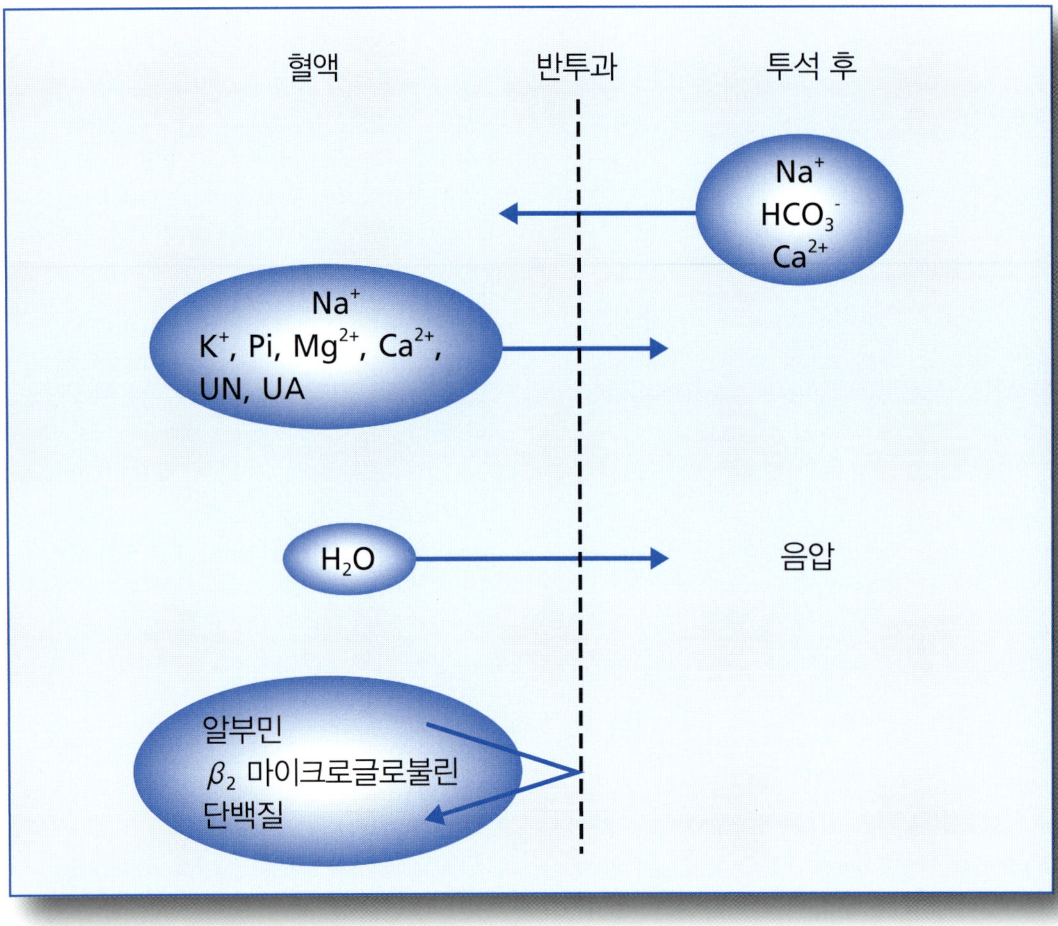

UN: 요소질소, UA: 요산

유지 투석을 시행하고 있는 환자의 **혈액투석 전 혈액가스 HCO_3^-은 생명예후와 비례한다**(참고문헌 1). 예후가 가장 좋은 것은 주의 중간 날의 혈액투석 전 HCO_3^-이 20~21mEq/L인 환자였다. 그보다 증가하거나 감소해도 예후불량이 된다. 인 흡착제인 염산 세벨라머(sevelamer)의 사용으로 산증이 된다는 보고도 있다. 탄산 세벨라머에서는 염산 세벨라머보다 HCO_3^- 증가를 초래한다.

투석 환자의 일부는 HCO_3^-이 저하하고 있는 사람도 있다. 하나는 측정까지 시간이 걸리는 것이 원인이 된다. 따라서 혈액가스는 그 자리에서 측정하는 것이 바람직하다.

• 신장 이식 후 동맥혈가스 분석

신장 이식 환자에게는 경미한 대사성 산증이 나타나는 경우가 많다. 60%의 환자에게서 $HCO_3^- < 24$mEq/L이며, 평균 22mEq/L로 보고되고 있다. 이 원인은 신장 기능의 저하, 부갑상선호르몬(PTH) 증가, 인 증가, 알부민 저하, Ca 저하가 근원이라고 생각되고 있다. 또한 면역억제제인 칼시뉴린억제제[시클로스포린(Neoral®), 타크로리무스(Prograf®)]가 대사성 산증을 일으키는 가능성도 있다.

• 투석액의 HCO_3^-

투석액의 HCO_3^- 농도는 25~30mEq/L이며, 투석에 의해 혈액은 정상에 가까워진다. 투석액 중의 HCO_3^- 농도는 투석 기기에 따라 조절하는 것이 가능하며, 대사성 산증과 대사성 알칼리증의 치료에 사용할 수 있다.

• 대사성 산증의 치료

대사성 산증의 치료에 혈액투석은 효과적이다. 말기 만성신부전 환자에게서는 신장 기능의 단절로 인해 HCO_3^-이 생성되지 못하고 산혈증이 나타난다. 혈액투석액 중에는

HCO_3^-이 포함되어있어 투석액에서 혈액으로 HCO_3^-이 이동하고 산혈증의 개선이 기대된다.

마찬가지로 대사성 알칼리증의 치료에도 혈액투석은 이론상 사용 가능하다(실제로 사용하는 경우는 적지만). 투석액 중의 HCO_3^-을 저하시켜 혈액 중의 HCO_3^-을 투석액으로 이동시키고 혈액 HCO_3^-을 정상화시킬 수 있다.

• 시정 속도

혈액투석은 세포외액의 전해질이나 pH를 신속하게 정상화하는데 도움이 되지만 그 속도가 빠르기 때문에 부작용에도 주의할 필요가 있다. 전형적 예가 불균형증후군이다. BUN이나 노폐물이 매우 높은 말기신부전 상태로 투석을 도입하면 세포내외의 삼투압차이에 따라 두통 등의 증상을 나타낸다. 마찬가지로 산염기평형장애에서도 급격한 변화는 생체에 부담을 준다. 예를 들어, 대사성 산증의 보상작용으로 호흡수가 증가하고 있는 상태에서 투석에 의해 pH를 단시간에 정상에 가깝도록 보정하면 호흡수의 감소가 일어나 심한 경우에는 호흡정지에 빠지는 경우도 있다. 또한 전해질 이상에서도 같다. 예를 들어, 저나트륨혈증을 갑자기 혈액투석으로 보정하면 중심성 뇌교수초용해증(central pontine myelinolysis, CPM)/삼투압성 탈수초증후군(osmotic demyelination syndrome, ODS)을 일으킨다. 따라서 저나트륨혈증의 치료에 특별한 경우가 아니라면(투석액 Na 농도의 변경 등) 혈액투석은 하지 않는 것이 좋다.

• 복막투석 환자의 [HCO_3^-]

복막투석액은 약 40mEq/L의 알칼리를 포함한다. 복막투석 환자의 데이터에서는 [HCO_3^-] 감소가 나타나며, Stewart법에 의한 산염기 평가에서는 Na^+-Cl^- 차이의 감소와 측정되지 않는 음이온의 증가를 생각할 수 있다.

◈ 참고문헌

1. Bommer J, Locatelli F, Satayathum S, et al. Association of predialysis serum bicarbonate levels with risk of mortality and hospitalization in the Dialysis Outcomes and Practice Patterns Study (DOPPS). Am J Kidney Dis 2004 ; 44 : 661.
2. Klaboch J, et al. Acid-base balance in peritoneal dialysis patients : a Stewart-Fencl analysis. Ren Fail. 2009 ; 31 : 625-32.

34 AKI와 CKD의 혈액가스

신장에서는 H^+을 배설하고 HCO_3^-을 생산한다.

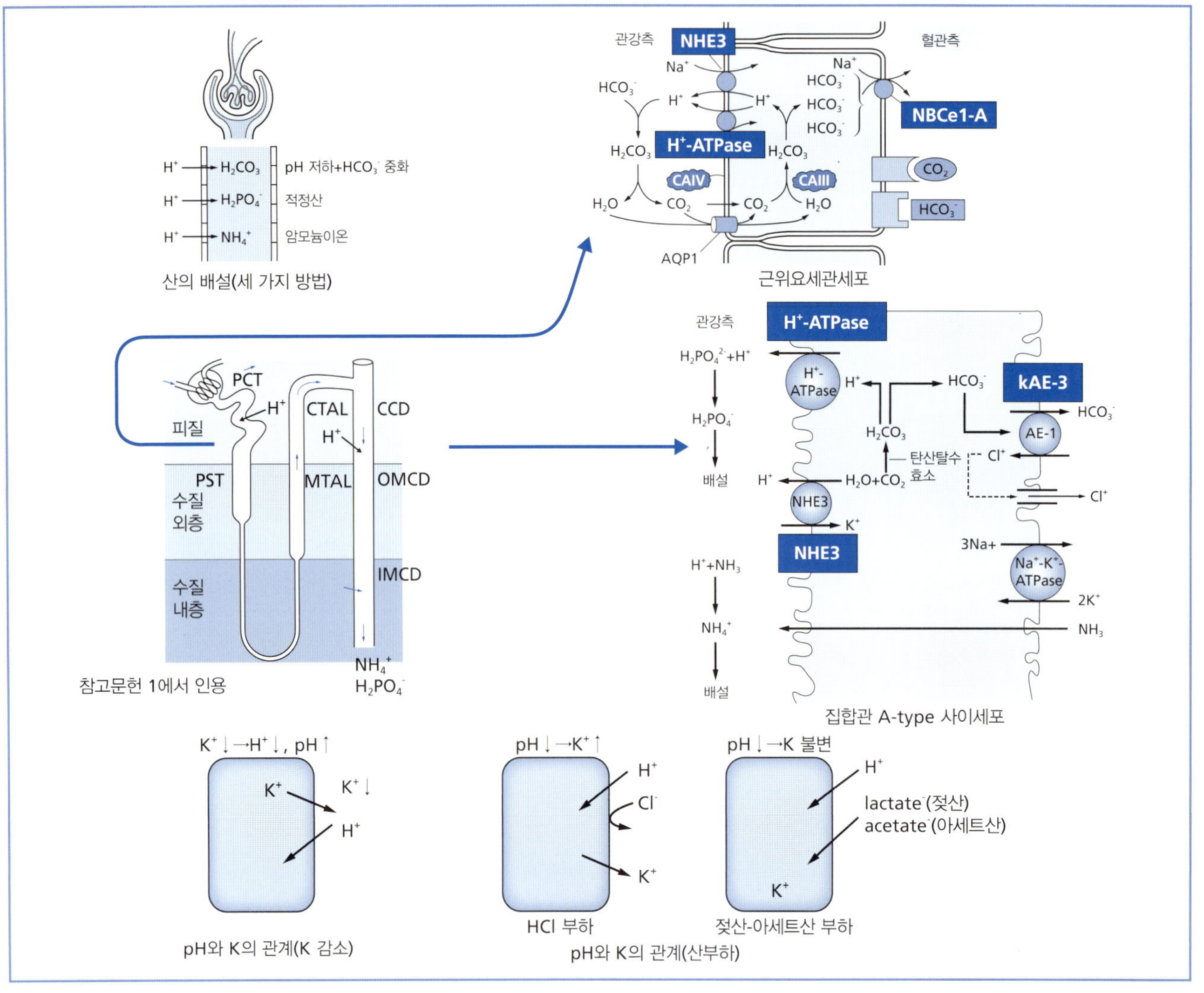

신장은 폐와 함께 혈액가스 조절을 하고 있는 중요한 장기이다. 폐가 산소나 이산화탄소의 농도를 조절하는데 신장에서는 주로 산염기평형 조절을 하고 있다. 신장에서는 H^+ 배설과 HCO_3^- 생산을 하고 있다.

신장에서의 H^+ 배설에는 세 가지 방법이 있다. ① **소변의 산성화**, ② **적정산**, ③ **암모늄이온의 생산이다**. 가장 대량으로 H^+을 배설할 수 있는 것은 암모늄이온 배설에 의해서이다. 그림에 나타낸 바와 같이 요세관에서 H^+을 분비하고 그에 동반되어 HCO_3^-을 혈액으로 보내고 있다.

급성신부전(AKI)나 **만성신부전(CKD)** 상태가 되면 세포에서 생산되었던 대사산물(대부분은 산성물질)이 축적되며, 대사성 산증이 된다. 이 경우의 대사성 산증은 음이온차이(AG) 증가형이다. 즉, 단백질 대사산물인 황산이나 질산이 축적된다.

또한 다양한 전해질 이상과 함께 산염기평형장애가 일어난다. 예를 들어 저칼륨혈증에서는 세포외액 K 농도 변화를 최소한으로 하기 위해 세포 내에서 K^+이 H^+과 교환되어 나온다. 따라서 세포외액은 H^+ 저하가 일어나는 알칼리혈증이 된다(**아래 그림**)

반대로 염산(HCl) 부하를 실시하면 H^+이 세포 내로 들어가며 교환에 K^+이 세포 내에서 세포 외로 나와 고칼륨혈증이 된다. CKD에서는 HCO_3^-이 낮을수록 진행이 빠르고, 22mEg/L 미만에서는 사망률이 상승한다. KDIGO 가이드라인에서는 CKD 환자에게서 $HCO_3^- > 22$mEg/L를 목표로 한다.

• 신장에서 산배설

접합요세관과 집합요세관에 존재하는 사이세포(intercalated cell)는 type A(α 세포)와 type B(β 세포)로 나뉜다. Type A의 사이세포는 H^+-ATPase와 H^+, K^+ 교환수송체를 갖고 H^+을 관강 내로 분비한다(NHE3). 이 분비되는 H^+은 세포 내의 탄산탈수효소(carbonic anhydrase)에 의해 CO_2에서 생산된 것이며, 동시에 생긴 HCO_3^-은 혈액에 분비된다(HCO_3^-의 생산). 관강 내에 분비된 H^+ 수용으로 HCO_3^-

, HPO_4^{2-}이 있지만, 각각의 사구체여과율이 한정되어 있기 때문에 주로 신장에서 생산된 NH_3 이온이 산배실에 중요한 역할을 담당하고 있다.

• U-B $PaCO_2$(소변혈액 $PaCO_2$ 편차)

중조(탄산수소나트륨, $NaHCO_3$)를 투여하고 원위요세관강 내 HCO_3^-을 충분히 상승시키면 분비된 H^+이 HCO_3^-과 결합하여 H_2CO_3이 되지만, 원위요세관강 내에는 탄산탈수효소가 없으므로 방광으로 배설된 후 CO_2가 발생한다. 혈액과 소변 $PaCO_2$ 차이를 조사하는 것으로 원위요세관성 산증을 진단할 수 있다(원위형에서는 20 이하, 정상에서는 20 이상). 인산염부하도 유용하다.

• pH와 K의 관계

일반적으로 **pH가 감소하면 고칼륨혈증**이 된다고 알려져 있지만 해당되지 않는 경우도 있다. HCl를 투여한 경우에는 Cl^-이 세포막을 투과하기 어렵기 때문에 H^+만이 세포 내에 들어가, 세포 내에서 K^+이 나오므로 K^+ 상승이 일어난다. 그런데 초산이나 젖산이 증가한 병태인 산증에서는 그림과 같이 H^+과 함께 초산이온이나 젖산이온도 세포 내로 들어가기 때문에 K^+은 세포 내에서 나오지 않는다(전기적인 힘이 작용하지 않는다). 따라서 pH가 저하되어도 고칼륨혈증이 되지 않는다.

• 근위요세관성 산증(proximal renal tubular acidosis, pRTA)

근위요세관에서는 여과 HCO_3^-의 약 85%는 대량의 HCO_3^-을 재흡수한다(H^+ 분비). 이것이 장애되는 것이 pRTA이다. Wilson 질환, 다발성골수종, 이식 신장 거부반응 등으로 나타날 수 있다.

• 원위요세관성 산증(distal renal tubular acidosis, dRTA)

원위요세관에서의 H^+ 분비가 장애되면 만성으로 HCO_3^-을 상실한다. dRTA에서 소변 Ca^{2+} 배설량의 증가로 인해서 신장결석이 일어난다. 저칼륨성 dRTA은 K^+ 분비는 장애되지 않는 타입이며 고칼륨성 dRTA은 K 분비도 같은 장애되거나 알도스테론이 저하되어 있는 타입이다. 저칼륨성 dRTA의 원인으로는 암포테리신 B 중독, 간경변, 수질해면신장 등이 있다. 고칼륨성 dRTA의 원인은 전신홍반루푸스(systemic lupus erythematosus, SLE) 등이 있다.

• 급성신부전(acute kidney injury, AKI)

원인을 세 가지로 분류할 수 있다. ① 전신성 급성신부전: 쇼크나 출혈로 인해 순환혈장량이 감소하고 신장혈류량이 감소하기 때문에 일어난다. 소변 Na^+ 농도의 저하(<10mEq/L), FE_{Na} 저하, 혈액 BUN/Cr 비율의 증가 등이 나타날 수 있다. ② 신장성 급성신부전: 약물성, 급속진행사구체신염, SLE 등으로 나타나며 신장 실질이 장애된다. ③ 신후성 급성신부전: 신우에서 요도까지의 요로계에 폐색이 있을 때 나타난다. 신장결석(양쪽), 종양의 요관침윤 등으로 일어난다. HCO_3^-의 0.5mEq/L/day 저하는 급성 변화이다.

• 만성신부전(chronic kidney disease, CKD)과 산배설

CKD에 의해 네프론이 장애되면 산배설은 온전한 네프론에서 암모니아 배설을 증가시켜 유지하려고 한다. 그러나 사구체여과율이 40~50mL/min 이하로 저하되면 암모니아 배설도 저하된다. 그러나 이러한 상태에서도 신장단위 당 암모니아 생산은 3~4배가 되고 있음을 감안할 때 신장단위 수의 감소가 문제인 것을 알 수 있다. 적정산(인산)의 감소도 어느 정도 관련이 있다. 이것은 식사에서의 인 제한, 인 흡착제 사용도 인산 배설 감소에 관계가 있다. CKD이 진행되면 혈장 HCO_3^-은 12~20mEq/L로 안정된다. 체내의 단백질 완충계에 의해 10mEq/L 이하가 되는 경우는 적다. 일반적으로 인산, 황산, 요산, 마뇨산염의 축적에 의해 AG가 증가한다. CKD 환자 중에는 정상 HCO_3^-으로 정상 AG가 되는 사람도 있다. 이것은 식사단백질 제한 및 과일 섭취 증가(구연산의 부하에 의해 HCO_3^- 생산이 일어난다)에 의한 것으로 추정되고 있다. 이러한 환자는 주로 당뇨신장병 환자와의 보고가 있다. 또한 구토에 의한 대사성 알칼리증이 합병하여 HCO_3^-이 정상화된 가능성도 있지만, 이 경우에는 AG가 증가한다.

• CKD에서 HCO_3^- 보정의 중요성

CKD에서 산증 치료의 중요성은 세 가지가 있다. CKD의 진행 억제 효과, 뼈의 완충을 방지, 영양상태의 개선이다. 중조 투여로 CKD의 진행이 억제된 보고가 다수 나타나고 있다. 그 기전으로 간질에서의 염증을 억제한다고 생각할 수 있다. 암모니아 생성 증가에 따라 보체 활성화가 일어나서 염증을 야기하고 간질의 섬유화가 일어나지만 중조 투여로 그것이 개선된다. 또한 알칼리 투여로 엔도텔린과 알도스테론 증가를 억제하기 위한 것이라는 보고도 있다.

• 영양상태의 개선

산증에 의해 근육의 붕괴와 알부민 생산의 저하가 일어난다. MIA(malnutrition, inflammation, atherosclerosis) 증후군이라고 하는 것과 같이 CKD 환자는 영양장애가 근본이다. 산증은 이화 항진을 초래한다고 생각되며 산증의 시정은 영양상태의 개선으로 이어진다. 소아에게서는 알칼리 투여로 CKD에 의한 성장장애를 개선했다는 보고도 나타나고 있다.

◈ 참고문헌

1. 関根孝司：酸塩基平衡と腎による調節(3)—酸塩基平衡に関与する分子群—. Nephrology Frontier Vol.11 No.1 2012：61.
2. Warnock DG. Uremic acidosis. Kidney Int 1988；34：278-87.

35 호흡기질환의 혈액가스

동맥혈탄산가스분압($PaCO_2$)은 가스교환과 산염기평형 둘 다의 지표가 된다.

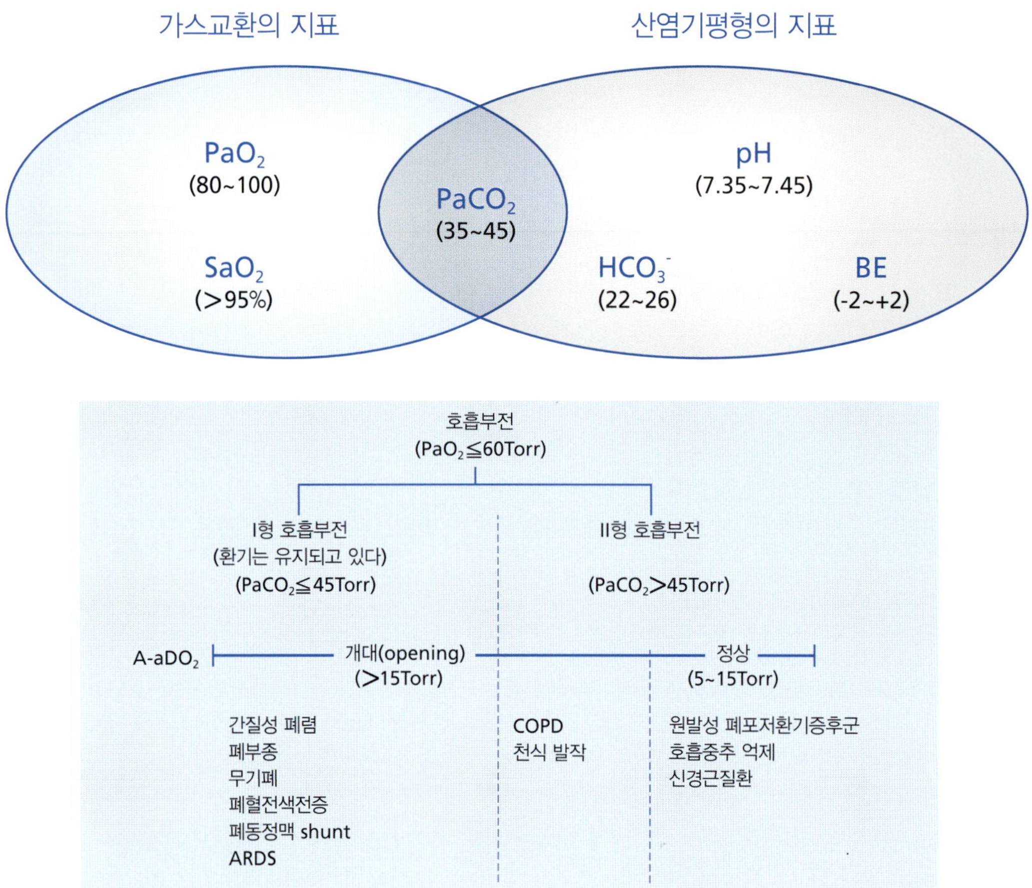

동맥혈가스 분석은 호흡기질환 환자의 검사 중 하나로서 중요하다. HCO_3^- 상승과 저산소혈증에서 호흡근장애 및 COPD 환자에게서는 환기 저하를 진단할 수 있다. 산화 헤모글로빈 포화도의 경도 저하하고 있는 환자에게서 저산소혈증의 중증도를 판정할 수 있다.

환기장애가 존재하면 호흡성 산증을 나타낸다. 호흡성 산증의 원인으로는 호흡중추의 억제나 환기의 물리적 이상이다. 호흡중추 억제는 약제(마약, 수면제, 정신작용 약물, 마취제)와 뇌간장애, 수면무호흡증 등을 예로 들 수 있다. 물리적 환기장애는 신경근질환(중증근무력증, 경추 손상, 저칼륨혈증), 흉곽 이상(동요가슴, flail chest), 기도질환(폐기종, 만성기관지염, COPD, 이물에 의한 폐색, 기관지천식, 수면무호흡증후군)이 있다. 또한 과호흡에 의한 호흡성 알칼리증을 나타내는 경우도 있다.

$PaCO_2$은 어떤 인자로 결정되는 것일까?

$$PaCO_2=(k \times V_{CO_2}) \div V_A$$

$$=(k \times V_{CO_2}) \div (V_E \times [1-(V_D/V_T)]$$

V_{CO_2}는 CO_2 생산량이며 V_A는 환기, V_E는 분당환기량, V_D는 사강량, V_T는 호흡량이다. 따라서 CO_2의 증가는 CO_2 생산의 증가 또는 폐포환기량의 저하에 따라서도 초래된다. 폐포환기량의 저하는 분당환기량 저하나 사강량/호흡량의 비율 저하가 원인이 된다. CO_2 생산 증가를 일으키는 병태는 패혈증, 과영양, 갑상선기능항진증, 젖산성 산증 등이 있지만 대부분 임상에서는 중요하지 않고 CO_2가 증가하는 것은 환기의 저하이다. 환기 저하는 중추신경질환이나 약제에 의한 중추신경계 억제, 얕은 호흡에 의한 사강의 증대 등으로 일어난다.

고이산화탄소혈증은 의식 레벨의 저하, 뇌혈류 증가, 두개내압상승, 심근수축력 저하 등을 일으킨다. 횡격막의 움직임을 억제하면 동시에, 심지어 그림으로 나타낸 것처럼, 산화헤모글로빈 결합곡선을 오른쪽으로 이동시켜 조직의 O_2를 분리하기 쉽게 한다.

• 호흡성 산증(고이산화탄소혈증)에서의 산소 사용

옛날의 교과서는 COPD 환자에게 산소를 투여하면 환기 자극이 저하되고 호흡이 억제되어 고이산화탄소혈증이 되고 호흡이 정지할 위험이 있다고 가르쳤다. 그러나 저산소 상태의 환자에게는 산소가 필요하며 임상 연구 결과에서 적절한 산소 투여는 예후 개선 효과가 있는 것으로 나타났다.

• 가스교환장애: 만성폐쇄성 폐질환 (chronic obstructive pulmonary disease, COPD)

맥박산소측정기(pulse oximeter)로 PaO_2, SaO_2를 알 수 있지만, $PaCO_2$과 폐포환기량은 평가할 수 없다. 그래서 COPD에 동맥혈가스 분석이 필요한 경우는 ① $FEV_1 < 50\%$, ② 맥박산소측정기로 $SaO_2 < 92\%$, ③ 의식 레벨 저하 시, ④ COPD의 악화, ⑤ O_2 투여 30~60분 후에 고이산화탄소혈증 검사 시 이다.

• 호흡기질환에서 동맥혈가스 측정의 중요성

그림에 나타낸 바와 같이 다양한 호흡기질환에서 가스교환의 이상이 생긴다.

일반 임상에서 산염기평형장애를 감별하는 정맥혈가스로 대체할 수 있지만, 호흡기질환에서 PaO_2, $PaCO_2$도 감별이 필요하며 동맥혈가스가 필수가 된다. 특히 폐에서 가스교환인 상태를 관찰하는 데 중요하다.

• $A\text{-}aDO_2$(폐포기-동맥혈산소분압 차이)

폐포 내 및 동맥혈의 산소분압 차이는 O_2 교환이 이상적으로 이루어지면 차이가 0이 되지만, 정상이라도 환기혈류비 불균등이나 혈류 shunt가 있기 때문에 5~15Torr의 차이가 있다 .

• $A\text{-}aDO_2$ 구하는 방법

P_AO_2-PaO_2을 계산하면 된다. 그러나 P_AO_2은 직접 측정하는 것이 아니라 P_IO_2에서 구하고 있기 때문에 실제로는 다음 식이 된다.

$$A\text{-}aDO_2 = P_AO_2 - PaO_2$$

$$= P_IO_2 - \frac{PaCO_2}{R} - PaO_2 \quad (P_IO_2 \fallingdotseq 150\text{Torr})$$

$$R(\text{가스교환율 : 호흡인}) = \frac{\dot{V}_{CO_2}}{\dot{V}_{O_2}} \ (\text{약 } 0.8)$$

• $A\text{-}aDO_2$ 열림의 원인

① 환기혈류비 불균형, ② 확산장애, ③ 좌우 shunt인 세 가지가 있다. ① 환기혈류비 불균등이 생기는 것은 폐포의 O_2가 저하하고($\dot{V}_A/\dot{Q}_C \downarrow$), 간질성 폐렴, 폐부종, ARDS, 폐동정맥루, 폐기종이 있으며 또 다른 하나는 $\dot{V}_A/\dot{Q}_C \uparrow$이 일어나는 혈류장애인 COPD와 폐색전증이 있다. ②의 확산장애 원인은 간질성 폐렴, COPD, 폐부종, ARDS가 있다. ③인 좌우 shunt의 원인은 폐동정맥루, 선천성 심장기형이 있다.

• 호흡부전

실내공기에서 $PaO_2 \leq 60$Torr가 되는 병태를 호흡부전이라고 한다. 호흡부전에는 I형과 II형이 있으며 I형은 $PaCO_2 \leq 45$Torr와 CO_2의 축적은 없고 환기가 유지되고 있다. 반면 II형이 $PaCO_2 > 45$Torr와 CO_2의 축적이 있고 환기부전을 동반하고 있는 경우와 $A\text{-}aDO_2$가 열림되어 환기혈류비 불균등, 확산장애, 좌우 shunt를 동반하고 있는 경우가 있다.

◈ 참고문헌

Kelly AM, et al. How accurate are pulse oximeters in patients with acute exacerbations of chronic obstructive airways disease? Respir Med. 2001 ; 95 : 336-40.

36 심장질환의 혈액가스

산증으로 심장수축력 저하

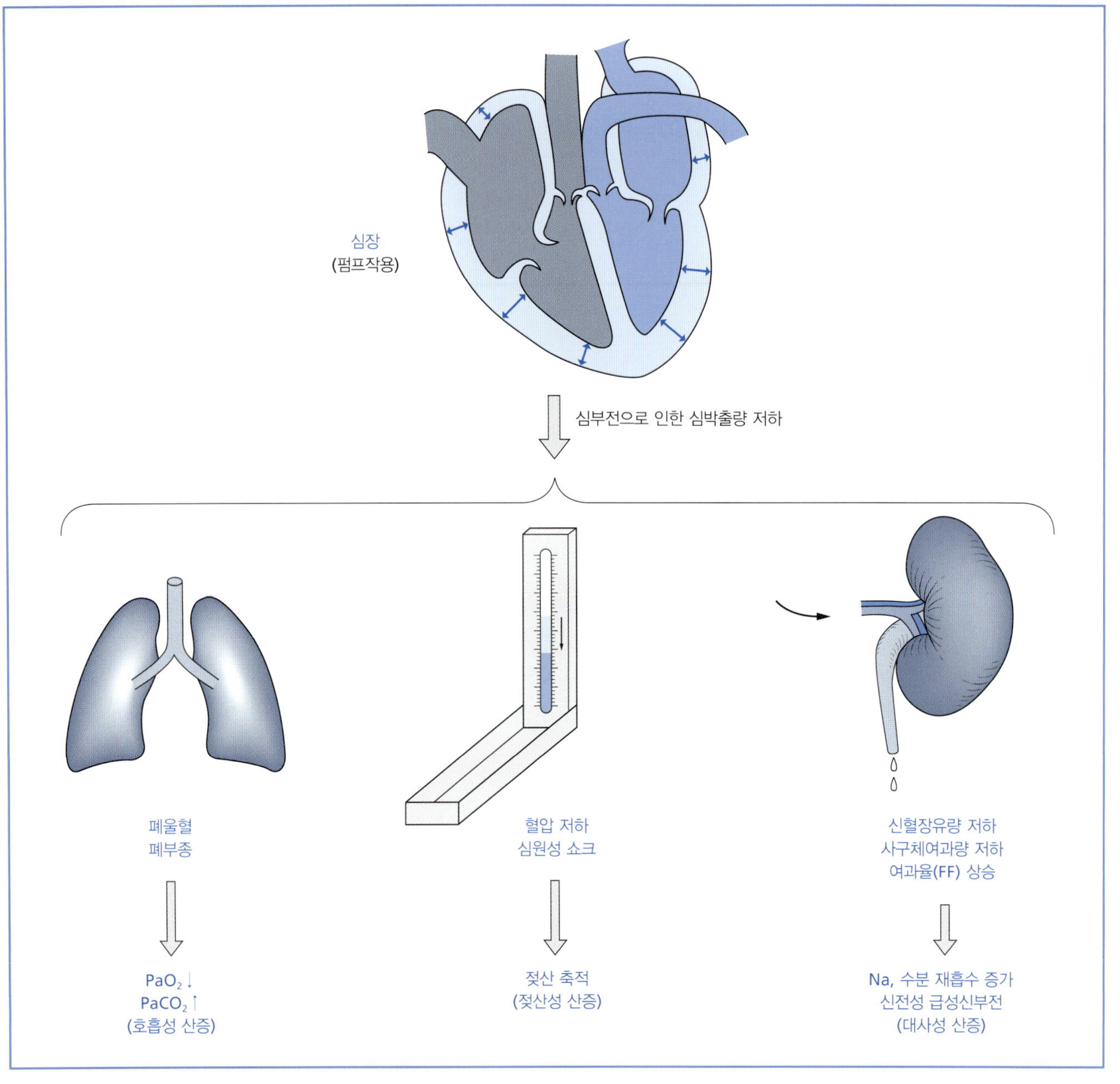

심장질환에서 혈액가스의 중요성은 심장이 펌프 기능을 실시하고 있는 것으로도 알 수 있듯이, 말초로 산소공급이 충분한가에 대한 지표, $PaCO_2$ 축적의 지표, 산염기평형장애가 일어나고 있는지에 대한 지표로 사용할 수 있기 때문이다. 가벼운 울혈성 심부전은 PaO_2 저하에 따라 환기가 자극되어 호흡성 산증이 일어나지만 중증의 심부전증이 되면 고이산화탄소혈증에 의한 호흡성 산증과 순환부전에 의한 젖산성 산증을 나타낸다.

심부전에 의해 폐울혈이 발생하면 폐정맥압 상승과 조직 간의 부종, 순응도 저하, 기도 저항 증가 등을 초래하고 더욱 폐첨부에서의 혈류 증가와 폐야 아래에서의 혈류 감소가 있으며 환기혈류비 불균등이 출현한다. PaO_2 저하에 의한 빠른 호흡에도 불구하고 $PaCO_2$은 환기장애가 일어나지 않기 때문에 장애되지 않고 오히려 호흡성 산증이 된다.

• 폐심장(cor pulmonale)

폐고혈압에 의한 우심실 비대, 확장이 일어나는데 그와 함께 환기장애가 있으며 저산소혈증, 고이산화탄소혈증을 초래하게 된다. 따라서 호흡성 산증이 된다.

• 심장성 쇼크(cardiogenic shock)

심근경색 등으로 인해 심장의 펌프 기능이 장애가 되면 일어난다. 또한 저박출량증후군(low output syndrome)이나 부정맥이 일어날 수 있다. 심장눌림증, 폐색전증으로 나타날 수 있는 좌심실 충만부전에서도 쇼크가 일어난다.

• loop 이뇨제의 사용

심장질환에서 loop 이뇨제를 사용하는 경우가 많다. 이뇨제에 의한 저칼륨혈증은 대사성 알칼리증의 원인이 된다.

• 수분 이뇨제의 사용

ADH 수용체길항제인 톨밥탄(Samusca®)을 심부전 치료에 사용되게 되었다. 이것은 집합요세관에 작용하여 수분만을 배설하는 약물이며 자유수가 저류하고 있는 환자에게 유효하다.

• 산증이 심장에 미치는 영향

심수축력 저하, 관순환 저하, 전도시간 연장 등이 있다. 또한 카테콜라민 반응이 저하된다.

• 중증폐부종(pulmonary edema)

심부전에 의한 고도 급성폐부종에서는 환기와 확산 모두가 장애되므로 PaO_2 저하와 $PaCO_2$ 상승을 초래하고 호흡성 산증이 된다. 환기장애는 폐포에서의 체액 삼출, 세기관지 주위에서의 액체 저류에 의한 기도협착이 원인이 된다.

• HCO_3^- 투여

심정지일 때 중조(탄산수소나트륨, $NaHCO_3$)를 투여하고 있는 시설이 아직도 있지만, 비교 시험에서 유용성은 인정되지 못하고 오히려 호흡억제를 초래하여 좋지 않다고 생각된다.

• 기본소생술(basic life support, BLS)

심정지 환자를 발견했을 경우에 실시하는 심폐소생술이며 일반인이 배워야 할 필요가 있다. 입과 입으로 실시하는 인공호흡과 심장마사지이다.

• 전문심장소생술(advanced cardiac life support, ACLS)

BLS를 더욱 고도로 실시한 구급대원이나 의사·간호사가 배워야 할 심폐소생술이다. 약물의 투여법 등에 익숙해질 필요가 있다.

• 완충작용

급성 $PaCO_2$이 상승하면 pH가 저하하지만, 그것을 보상하기 위해 HCO_3^-이 증가한다. $PaCO_2$ 상승에 따른 반응은 두 가지로 나뉘어, 처음에 수초 이내에 조직에 따른 완충작용으로 HCO_3^-이 증가한다. 이것은 $PaCO_2$ 80~90mmHg에서 3-4mEq/L로 작다. 그 후, 몇 시간에서 며칠에 걸쳐 신장에서 HCO_3^- 재흡수가 항진되며 더 많은 보상이 일어난다.

• 젖산성 산증(lactic acidosis)

각 조직에의 산소공급은 심박출량과 동맥혈 O_2 함량과의 곱으로 결정된다. 따라서 심장성 쇼크가 발생하면 심박출량이 저하하고 조직에서의 O_2 공급이 불량이 되어 혐기성 대사가 되고(type A: 23장 참조) 그 결과, 젖산이 분비된다.

• 심장 기능 저하의 신장에 미치는 영향

심박출량의 저하는 신혈장유량(renal plasma flow, RPF)의 감소를 초래하지만 사구체여과량(glomerular filtration rate, GFR)의 감소는 자동조절에 의해 유지되며 그다지 저하하지 않는다. 그 결과 여과율(filtration fraction, FF)=GFR/RPF는 상승하고 나트륨과 수분의 재흡수가 증가한다. 또한, 교감신경 긴장 항진은 레닌-안지오텐신-알도스테론계의 항진을 초래하고 더욱 나트륨과 수분 저류를 증가시킨다. 심지어 심장성 쇼크에 빠지면 전신성 급성신부전이 되어 대사성 산증이 된다.

◈ 참고문헌

Goldsmith SR, Gheorghiade M. Vasopressin antagonism in heart failure. J Am Coll Cardiol. 2005 ; 46 : 1785-91.

37 내분비질환의 혈액가스

알도스테론증은 대사성 알칼리증을 일으킨다.

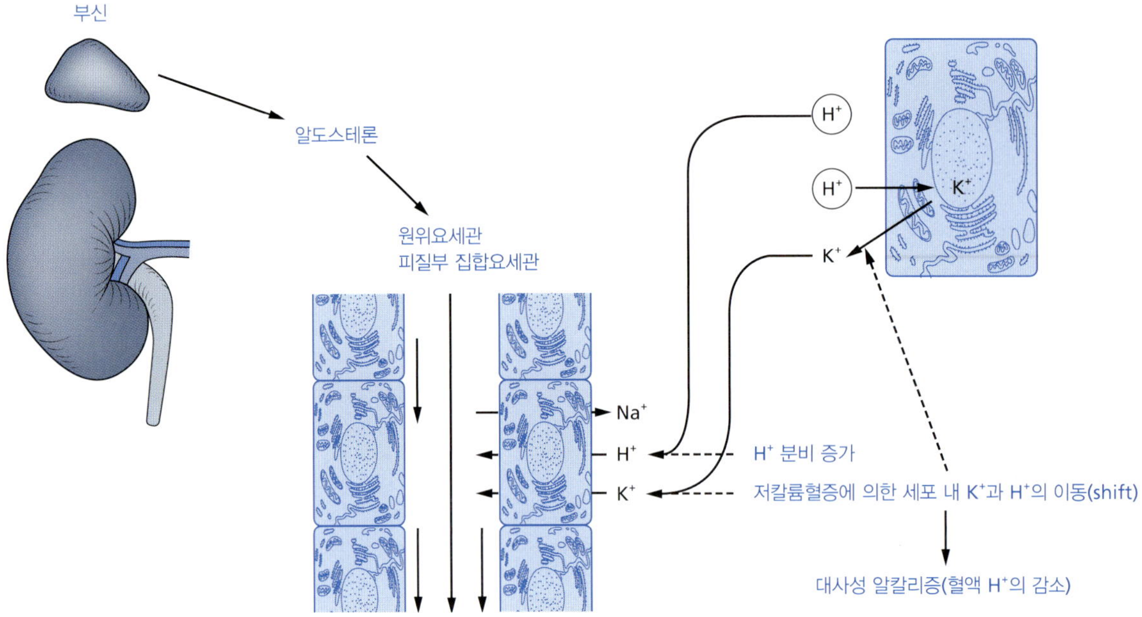

알도스테론증으로 인한 대사성 알칼리증

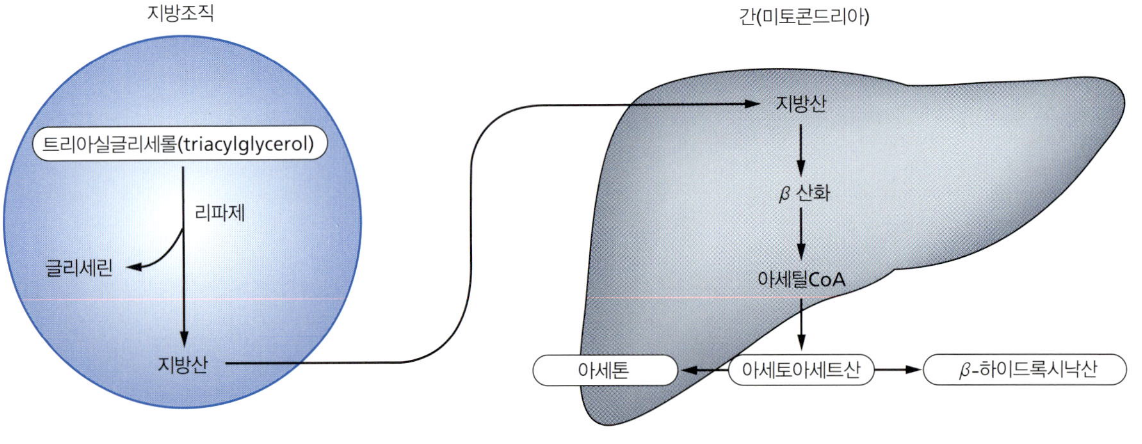

케톤산증의 병태

산염기평형에 영향을 주는 호르몬으로는 알도스테론, 부갑상선호르몬(PTH)이 있으며 호흡에 영향을 미치는 호르몬은 프로게스테론, 갑상선호르몬이 있다.

또한 당뇨병을 비롯한 많은 대사질환에서 산염기평형 이상을 확인할 수 있다. 특히 조절 불량인 당뇨병에서는 케톤체 생산이 증가하고 케톤산증이 된다.

• **알도스테론(aldosterone)**

부신피질의 사구대(zona glomerulosa)에서 분비되어 안지오텐신II와 고칼륨혈증 분비가 자극된다.

알도스테론 분비가 항진되면 알칼리증이 되고 분비 저하에 따라 산증이 된다. 이것은 알도스테론의 H^+ 분비에 대한 직접작용 외에 알도스테론의 Na^+ 재흡수 자극, K^+ 분비 증가(그에 따른 저칼륨혈증), 암모니아 생산 증가 등도 관계되어 있다.

• **알도스테론 분비 과잉**

알칼리증을 수반하는 알도스테론 과잉 분비를 초래하는

병태로는 원발성 알도스테론증, 글루코코르티코이드 반응성 알도스테론증, 레닌 분비 종양, Bartter 증후군, 감초·글라이시리진 과잉 섭취, 11-β 히드록실라제(hydroxylase, 수산화효소) 결핍증, 17-α 히드록실라제 결핍증 등이 있다.

• **알도스테론 분비 저하**

산증을 동반하는 알도스테론 결핍을 초래하는 병태로는 Addison(에디슨) 병, 저레닌성 저알도스테론증, 가성 알도스테론증 등이 있다.

• **부갑상선호르몬(parathyroid hormone, PTH)**

PTH는 근위요세관에서의 H^+ 분비를 억제한다(직접 작용). 부갑상선기능항진증에서 확인되는 대사성 산증은 이것이 원인이다. 고칼슘혈증 및 저인혈증을 동반하는 대사성 산증을 확인한 경우에는 부갑상선기능항진증을 의심한다(Cl^-은 102mEq/L 이상으로 증가하는 경우가 많다).

또한 PTH는 뼈에 작용하여 Ca^{2+}을 유리하지만, 동시에 HCO_3^-을 유리하는 작용도 있다. 이것은 반대로 대사성 알칼리증이 된다.

• **당뇨병성 케톤산증(diabetic ketoacidosis)**

인슐린 결핍에 의한 지방 분해에 따라 케톤체(아세토아세트산, β-하이드록시낙산)의 증가가 일어난다. 음이온차이(AG) 증가형 대사성 산증이다. 고혈당에 의한 이상은 당뇨병성 케톤산증(DKA)과 고삼투압성고혈당(HHS)이 있다. 양쪽의 차이는 표로 나타내었다.

• **젖산성 산증(lactic acidosis)**

심각한 기저질환에 따라 일어나는 경우가 많으며 단시간(2~3시간)에 일어나는 산혈증과 HCO_3^- 저하는 젖산성 산증을 의심한다.

• **프로게스테론(progesterone)**

호흡 자극이 일어나 호흡성 알칼리증이 된다.

• **케톤체(ketone body)**

케톤체는 아세톤, 아세토아세트산, β-하이드록시낙산인 세 가지이지만, 아세톤은 산이 아니므로 pH에 영향을 주지 않는다. 아세토아세트산과 β-하이드록시낙산이 산으로써 pH를 저하시킨다. 케톤체는 단식, 장시간의 격렬한 운동, 당뇨병 등으로 생산 속도가 높아진다. 지방조직에 저장된 트리아실글리세롤에 리페제가 작용하고 지방산이 만들어져 간 소엽에서 β-산화를 받아 아세틸CoA를 생산한다. 아세틸CoA에서 아세토아세트산, β-하이드록시낙산이 만들어 진다.

• **Cushing 증후군**

콜티솔 과잉 상태에서는 광물코르티코이드작용을 갖기 때문에 H^+ 분비, K^+ 분비를 항진시켜 대사성 알칼리증이 된다. 신증후군에 대해서 스테로이드 치료를 실시하면 대사성 알칼리증이 되지만 이것은 스테로이드의 영향이다.

• **Cushing 병**

뇌하수체 전엽의 선종에 의해 부신피질 자극 호르몬(ACTH)이 증가하는 질환이며, ACTH의 부신에 대한 알도스테론 분비 자극(그다지 강하지 않다)과 콜티솔 분비 증가에 의한 영향으로 대사성 알칼리증이 된다.

표. 당뇨병성 케톤산증(DKA)과 고삼투압성고혈당(HHS)의 차이

	DKA	HHS
혈장 포도당	>250	>600
pH	<7.30	>7.30
$[HCO_3^-]$	<18	>18
소변 케톤체	+	±
혈청 케톤체	+	±
유효혈청삼투압	부정	>320
AG	>12	부정

◈ **참고문헌**

Kitabchi AE, et al. Hyperglycemic crises in adult patients with diabetes. Diabetes Care. 2009 ; 32 : 1335-43.

38 소화기질환의 혈액가스

설사를 하면 대사성 산증, 구토를 하면 대사성 알칼리증이 된다.

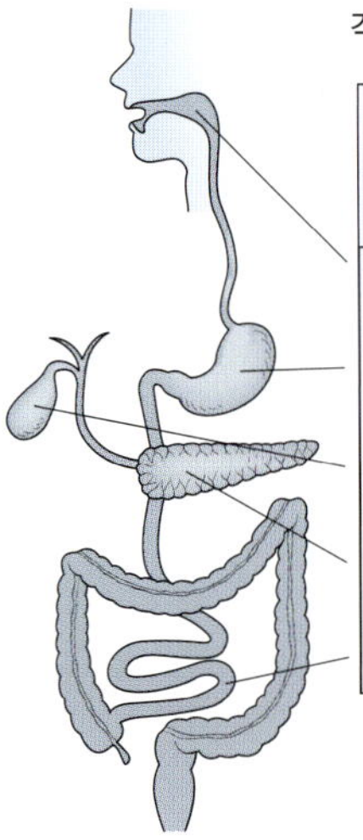

각 소화액의 분비량과 전해질 조성

	양 (L)	Na^+ (L)	K^+ (mEq)	Cl^- (mEq)	HCO_3^- (mEq)	농도(mEq/L)				
						Na^+	K^+	Cl^-	HCO_3^-	pH
타액	1.0	50	20	40	50	20~80	10~20	20~40	20~60	7.8~8.0
위액	1~2	40~160	15	200	-	20~100	5~10	120~160	-	1.0~7.0
담즙	1.0	100	5	40	40	150~250	5~10	40~80	20~40	7.0~8.0
췌장액	1~2	150	5	40	120	120	5~10	10~60	80~120	7.0~8.0
장액	1~2	140~280	5~10	부정	부정	140	5	부정	부정	7.0~8.0

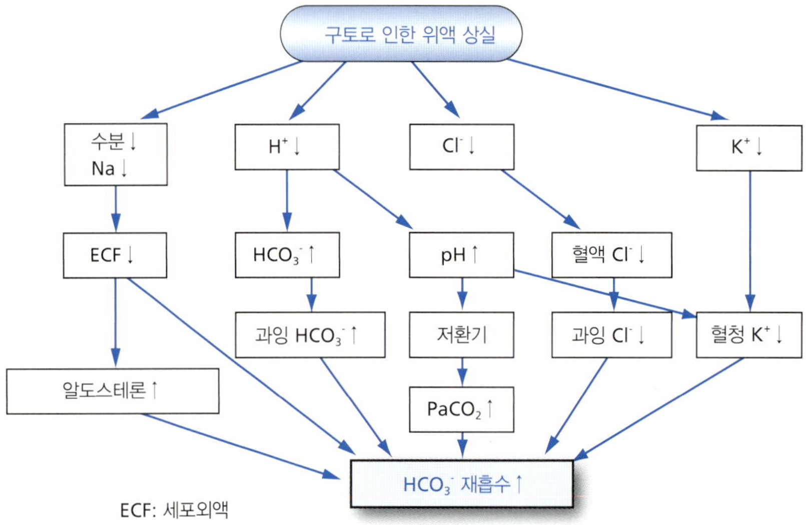

ECF: 세포외액

소화관은 음수량 2~3L와 타액, 위액, 췌장액, 담즙, 장액 등의 분비액 7~8L의 합인 약 10L를 매일 흡수하고 있다. 순환혈액량이 3~4L이기 때문에 매우 많은 양임을 알 수 있다. 그림으로 표시했듯이 위액에는 산과 전해질이 포함되어 있어 구토로 인한 산의 상실이 일어나 대사성 알칼리증을 발생시킨다. 그에 비해 설사는 HCO_3^-을 포함하고 있으며 알칼리의 상실에 따라 대사성 산증을 일으킨다.

췌장액과 담즙은 알칼리성이며 50~70mEq/L인 $[HCO_3^-]$을 포함한다. 따라서 설사, 드레인, fistula(루) 등으로 장액을 상실하면 저칼륨혈증을 동반하는 대사성 산증을 일으킨다.

• 위액

위액은 미주신경 자극과 가스트린(gastrin)에 따라 분비되며 자극에 의해 기초분비량 50mL/h의 5배 이상의 위액 분비가 일어난다. 위액 중에는 H^+ 90mM/L, Na^+ 5~10mM/L, K^+ 120~160mM/L의 전해질이 포함되어 있으며 하루 위액량은 평균 2L이다. 위액이 산성인 것은 소화 효소인 펩신을 활성화시키며(pH 1~3에서 활성이 높다) 또한 단백질을 변성시켜 소화를 돕는다. 그 외, 입으로 들어간 세균을 죽이는 역할도 있다.

• 구토

유문협착, 위궤양, 위염, 위암 등으로 구토가 지속되면 위액의 상실에 의해 H^+을 잃어버리고 대사성 알칼리증이 일어난다. 또한 위액에는 K이 다량 함유되어 있으며, 저칼륨혈증을 초래하고 점점 알칼리증을 악화시킨다(34장 참조).

그 외, 구토에 의한 체액 상실로 순환혈액량이 감소하고 신장(근위요세관)에서 Na^+과 HCO_3^- 재흡수가 증가한다. 또한 순환혈액량의 감소는 레닌-안지오텐신-알도스테론계의 항진을 초래하여 알도스테론은 K^+, H^+ 분비를 원위요세관에서 항진시킨다. 이들은 모두 혈액을 알칼리성으로 기울게 한다.

• 위루, 십이지장루

식도 등의 악성 종양의 경우 위루나 십이지장루를 만드는 경우가 있다. 이 경우의 위액 상실량은 1일 2~3L이며 구토와 같이 대사성 알칼리증을 초래한다.

• 구토로 인한 대사성 알칼리증의 증상

Ca 저하를 동반하고 테타니를 일으키거나 순환혈액량 감소에 따라 현기증, 휘청거림, 탈력감을 일으킨다. 치료는 원질환의 시정과 생리식염수, 염화칼륨(KCl)의 투여가 있다.

• 상부소화관 출혈과 복통

위암이나 위궤양을 동반하는 대량 출혈(토혈)에서는 대사성 산증이 되는 경우도 있다. 이것은 출혈에 따른 말초순환부전에 따라 조직의 저산소가 일어나 젖산성 산증을 초래한 것이다.

• 담즙, 췌장액

담즙에는 Na^+ 150~250mEq/L, K^+ 5~10mEq/L, Cl^- 40~80mEq/L, HCO_3^- 20~40mEq/L 전해질과 빌리루빈, 중성지방, 콜레스테롤, 담즙산염, 레시틴이 포함되어 있어 약알칼리성이다. 1일 담즙은 0.5~1L이 분비된다. 췌장액은 두 종류의 분비액으로 구성되어 있으며 하나는 관상세포에서 분비되는 HCO_3^-을 포함한 분비액, 다른 하나는 선방세포에서 분비되는 트립신, 아밀라아제, 리파아제 등의 소화효소를 포함한 분비액으로 하루 1~2L이 분비된다. 모두 알칼리성이기 때문에 상실에 따라 대사성 산증이 된다.

• 설사

장에서 흡수되는 수분량은 약 10L이며, 이 가운데는 HCO_3^-이 포함되어 있다. 그리고 설사나 장루에 따라 대량의 장액을 잃어버리면 대사성 산증을 나타낸다. 콜레라는 대량의 물설사를 초래하고(1일 10~20L), Na^+ 100~140mEq/L, K^+ 20~40mEq/L, Cl^- 80~100mEq/L, HCO_3^- 30~50mEq/L 상실을 초래하여 고염소성 대사성 산증이 된다. 물설사가 지속되면 순환혈액량이 감소하고 순환부전에서 젖산성 산증도 합병하여 음이온차이가 증가한다.

• 기아

음식을 섭취하지 않으면 대사성 산증이 된다. 기아 상태에서는 인슐린 분비가 저하하며 케톤체 생산이 증가하고(β 하이드록시낙산) 산증이 된다. 또한 전해질에서는 Na, Mg, P의 저하가 나타난다.

• 간염, 간경변과 요세관성 산증

활동성 만성간염이나 간경변에서 약 40%로 요세관성 산증을 확인할 수 있다. 이것은 면역 이상에 따른 것이라고 생각할 수 있다. 주로 원위요세관성 산증이지만 근위요세관장애를 동반하는 경우도 있다.

• 간경화와 알칼리증

전격간염이나 간경변에서는 암모늄의 축적이 일어나 암모니아는 호흡중추를 자극하고 과호흡 때문에 호흡성 알칼리증이 된다. 또한 뇌부종이나 폐부종이 합병되면 과호흡되어 호흡성 알칼리증이 더욱 증장된다.

간경변에서는 요세관성 산증을 합병하는 경우도 있지만, 대부분은 대사성 알칼리증이 된다. 이것은 속발성 알도스테론증으로 인한 레닌-안지오텐신-알도스테론계가 항진하고 신장에서의 K^-, H^+ 배설이 증가하기 때문이다. 또한 부종을 감소시키기 위해 loop 이뇨제[푸로세미드(furosemide): Lasix®]를 투여할 수 있으며, K 상실을 초래하여 대사성 알칼리증이 된다. 암모니아가 증가하면 호흡중추 자극으로 과호흡이 된다. 하지만 간경변 말기가 되면 젖산대사가 장애되어 젖산성 산증이 더해지게 된다.

저칼륨혈증을 예방하기 위해서는 칼륨보존이뇨제[스피로놀락톤(spironolactone): aldactone A®]를 병용하면 좋다.

◈ 참고문헌

Perez GO, et al. Acid-base disturbances in gastrointestinal disease. Dig Dis Sci. 1987 ; 32 : 1033-43.

39 수술과 혈액가스

수술과 마취에서는 혈액가스 평가가 필수

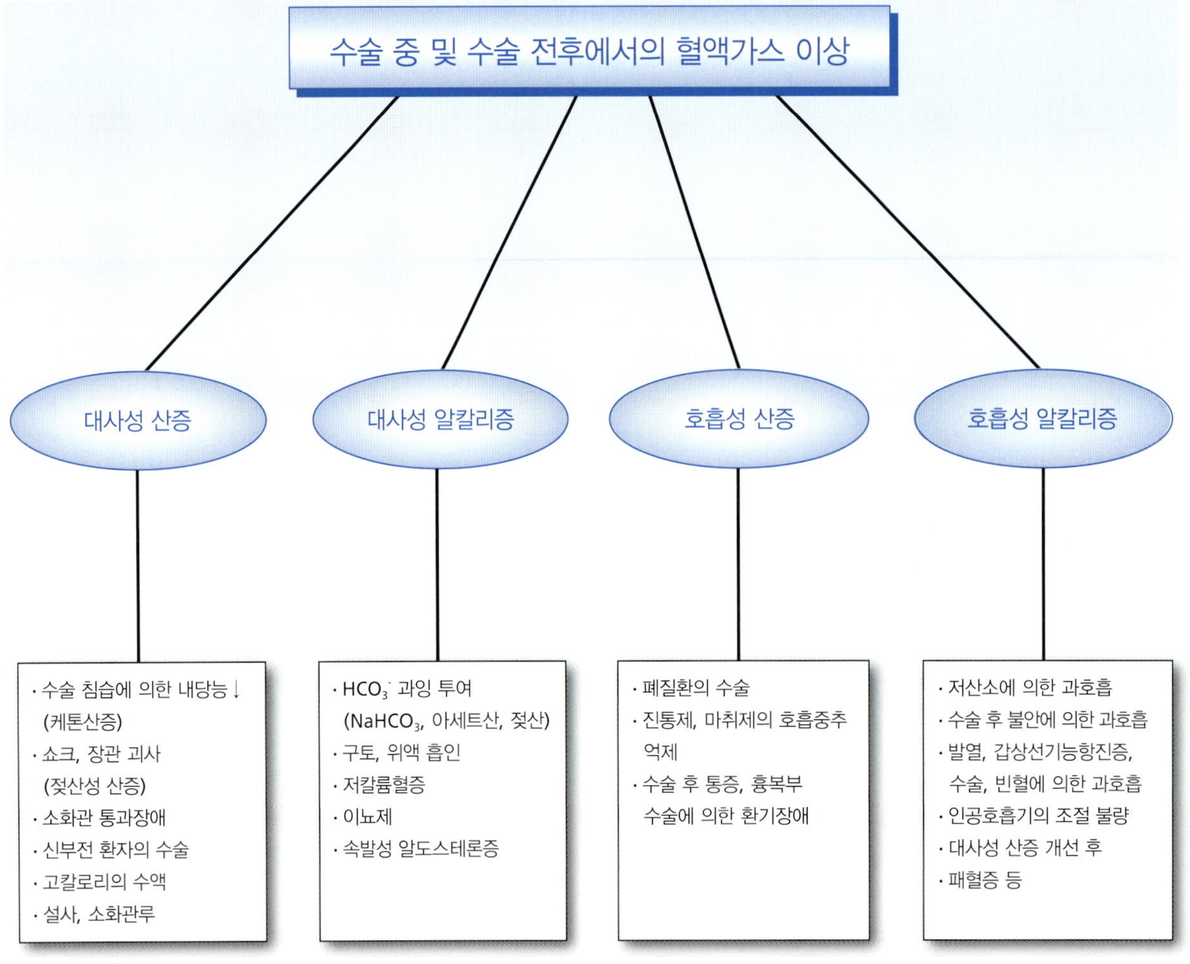

수술 중 혹은 수술 전후(주술기)에서 혈액가스 이상은 다채로우며 어떤 산염기평형장애가 일어나도 이상하지 않다. 특히 수술 중에는 **인공호흡기(respirator)**만 관리하므로 환기가 보정되어 PaO_2, $PaCO_2$이 빠르게 개선된다. 이로 인해 대사성 인자로 인한 보상이 나타나는 경우도 있다(호흡성 산증 개선 후의 대사성 알칼리증). 또한 반대로 수술 후 인공호흡기를 이탈한 경우에도 반대의 경우(호흡성 산증의 악화)가 생긴다.

주술기의 대사성 산증은 수술침습에 의한 인슐린작용의 저하로 인해 초래되는 케톤산증이나 순환부전(쇼크), 조직 괴사에 의한 젖산성 산증이 있다. 대사성 알칼리증도 수액의 과잉 투여나 위액 흡인, 저칼륨혈증, 이뇨제 투여 등으로 발생할 가능성을 항상 고려해야 한다. 호흡성 산염기평형장애는 호흡관리(인공호흡기)에서는 조작을 잘못하지 않는 한 문제가 되지 않지만 인공호흡기 이탈 후에는 주의해야 한다.

주술기에서 혈액가스 분석은 필수이며 거기에서 많은 정보를 얻을 수 있다. 또한 상처 치유는 정상 pH에서 가장 효율이 좋다고 생각되며 수술 전후의 산염기평형 이상에 대해서는 그 병태생리를 생각하여 적극적으로 보정한다.

• 마취제의 영향

혈액가스에 대한 마취제의 영향은, 마취제에 의한 호흡, 순환계에서의 억제작용이다.

• 호흡 관리의 산염기평형

인공호흡 관리를 통해 호흡성 산증은 개선되고 혈액의 산소화도 측정할 수 있다. 또한 대사성 산증도 호흡 관리하에서는 $NaHCO_3$ 투여나 수액을 이용한 치료를 하기 쉽다. 여기서 문제가 되는 것은 인공호흡 중에 나타날 수 있는 대사성 알칼리증이다. 이 원인은 ① 수술 중 대량 수혈과 수액, ② 탄산수소나트륨($NaHCO_3$) 과잉 투여, ③ 저칼륨혈증,

④ 속발성 알도스테론증 등을 생각할 수 있다. 이뇨제 투여 등에 의해 저칼륨혈증이나 체액 감소에 의한 속발성 알도스테론증이 발생한다. 또한 위액의 흡인에 의한 대사성 알칼리증도 생각할 필요가 있다. 대사성 알칼리증이 있으면 산소해리곡선이 왼쪽으로 이동하고 조직에서의 O_2 이용을 저해한다. 또한 인공호흡기에서의 이탈(위닝)을 어렵게 만든다.

- 고칼로리 수액(total parenteral nutrition, TPN) 투여

고칼로리 수액을 실시하고 있을 때, 수술 등으로 인슐린 감수성이 저하되면 당이나 지방의 대사가 장애된다. 또한, 인공호흡에서는 TPN 투여로 이산화탄소 배출량(CO_2 생산)이 증가하기 때문에 환기량과 환기 횟수를 증가시키지 않으면 $PaCO_2$이 상승하여 급성호흡장애에 빠질 가능성이 있다.

- 수술 시 대사성 산증

소화기암 등의 경우에는 영양장애로 인해 대사성 산증이 되고 또한 수술침습에 의해 인슐린작용이 저하되어 케톤체가 증가하며 케톤산증이 된다. 쇼크에 의한 말초순환부전이나 장간막혈전증, 교액성 일레우스에 의한 창자괴사는 급격한 젖산 증가를 초래한다. 설사, 장관 외 루, 외부 담즙루, 장관 대용 방광에서 HCO_3^-이 상실하고 고염화성 대사성 산증을 일으킨다.

- 수술 시 대사성 알칼리증

대사성 알칼리증이 존재하면 산소해리곡선이 왼쪽으로 이동하고 말초 O_2 공급이 저하되기 때문에 상처 치유가 늦어진다. 원인으로는 transfusion alkalosis라고 불리는 대량수혈, 구토, 위액 배액관(drain) 등이다.

- 수술 시 호흡성 산증

폐질환 환자나 개흉, 개복 침습에 의한 호흡환기장애, 수술 후 진통제 투여로 일어난다.

- 수술 시 호흡성 알칼리증

수술 후 통증이나 흥분 등의 심장성 과호흡, 인공호흡기의 조절 불량, 발열이나 갑상선기능항진증 수술 후의 과호흡으로 나타난다.

- 신생아의 산염기평형

생후 1시간에 $PaCO_2$은 정상이 되며, 약간 늦어도 24시간에는 base excess(BE)가 개선된다. 그러나 태반에서의 O_2 공급에 따라 폐호흡으로 변화하기 때문에 완전히 성인과 같은 산염기평형 상태가 되는 것은 생후 10일째 무렵이다. 미숙아에게는 생후 1~4주에 출산 질식(birth asphyxia)이라고 불리는 대사성 산증이 일어난다.

- 신생아 수술

신생아의 응급 수술을 필요로 하는 70~80%의 경우에서 산염기평형 이상이 나타날 수 있다. 신생아의 산염기평형장애의 특징은 대사장애가 있어도 먼저 환기를 개선시키는 것이 중요하며 $PaCO_2$ 저하에 의해 대사장애의 개선이 나타나는 경우도 있다. 대사성 산증 보정을 위해 $NaHCO_3$ 투여 남용은 피한다.

- 개흉

개흉측에서 폐허탈이 일어나면, 편측 개흉에 의해 유효환기량은 33% 감소하고 환기사강량은 3% 증가한다. 저산소혈증, 고이산화탄소혈증이 되는데, 양압호흡에 의해 환기를 유지함으로써 정상화시킬 수 있다. 심박출량은 감소하지만(30% 감소), 관상동맥 혈류는 변화하지 않으며 심근수축력도 상승한다. 심박출량 저하에 의한 말초순환부전과 수혈(구연산)에 의한 영향으로 대사성 산증이 되지만, 그 정도는 심하지 않다.

- 개심술

체외순환을 사용하기 때문에 심박출량은 유지되지만, 비생리적이기 때문에 말초수환부전에 의해 장시간으로는 대사성 산증이 된다. 수술 중 발생한 대사성 산증은 개심술 후 24시간에 소실힌다. 수술 후의 심근수축력 저하에 따른 심부전을 저박출량증후군(low output syndrome, LOS)이라고 부른다.

40 혈액가스에 영향을 미치는 약물

약제로 인한 영향은 항상 생각해야 한다.

대사성 산증

바이구아니드(펜포르민, 메트포르민)
에탄올
당(과당, 소르비톨, 자일리톨)
메탄올, 에틸렌글리콜, 살리실산
카테콜라민(에피네프린, 노르에피네프린)
요오드제(포비돈요오드, 루골용액)
소디움니트로프루시드, 시안
이소니아지드, 스트렙토조토신
날리딕스산
파파베린
디아제팜
혈제

① 산생산의 증가

젖산	젖산성 산증
황산·인산	신부전에서 테트라사이클린, 스테로이드
	황함유아미노산(메티오닌 등), 승화황
케톤산	당뇨병에서 디아족사이드, β_2 교감신경자극제 (살부타몰 등)
	알코올 중독
그 외의 산	메탄올, 에틸렌글리콜, 파라알데히드
	살리실산, 포르말린, 철
	톨루엔, 마뇨산
	날리딕스산, 페니실린(카르베니실린)

② 산의 부하

염산	염산
염화물	염화암모늄, 염화칼슘
	염기성 아미노산(아르지닌, 리신, 히스티딘)

③ HCO_3^-의 상실

소화관에서	설사, 콜히친, 콜레스티라민
신장에서	
I형 RTA	암포테리신B, 리튬, 톨루엔, 페나세틴, 사이클라민산
II형 RTA	스트렙토조토신, 6-메르캅토푸린, 중금속 (납, 수은, 카드뮴)
	기한이 지난 테트라사이클린, 톨루엔
이뇨제	탄산탈수산소 억제(아세타졸아마이드, 디크로르페나미드, 메타졸라마이드, 마펜나이드아세테이트)
	칼륨 유지성 이뇨제(트리암테렌, 아밀로라이드, 스피로놀락톤)
ACE 억제제	캡토프릴
PG 생성 억제	인도메타신,

④ HCO_3^- 희석

희석산증(생리식염수, 포도당액인 수액)

대사성 알칼리증

$NaHCO_3$ 투여
알칼리화제 투여(아세트산, 젖산, 구연산, 글루콘산)
수혈
산의 소실
  소화관에서
    구토(최토제, 시스플라틴), 톨라조린
    $Mg(OH)_2$, $Al(OH)_3$과 양이온 교환 수지 병용
  신장에서
    이뇨제(티아지드 · loop 이뇨제)
    광물코르티코이드(9α-플루드로코티손 · DOCA)
    glycyrrhic acid(감초, 미노화겐)
    페니실린제제(카르베니실린, 암피실린 등)

호흡성 산증

마취제, 수면제, 진통제, 항우울제(호흡중추 억제)
쿠라레, 숙시니콜린, 키니딘, 항생물질(신경근 접합부 억제)
$NaHCO_3$ 대량 투여(CO_2 생산 증가)

호흡성 알칼리증

살리실산
호흡중추 자극제(니케타미드, 독사프람)
니코틴
크산틴
승압제(에피네프린, 노르에피네프린, 안지오텐신)
프로게스테론

이뇨제를 비롯한 약물 중에는 혈액가스에 영향을 미치는 것도 있다. 이뇨제에서 가장 빈번하게 사용되는 loop 이뇨제(푸로세미드, Lasix®)는 강력한 이뇨 효과를 가지며 Henle 상행각의 NKCC2에 작용하여 Na 재흡수를 억제한다. 그 결과 원위요세관으로 운반되는 Na의 양이 증가하고 따라서 K 분비가 증가하여 저칼륨혈증이 된다. 저칼륨혈증은 대사성 알칼리증의 원인이 된다. 그러나 모든 이뇨제로 저칼륨혈증이 발생하는 것은 아니며 칼륨보전이뇨제 스피로놀락톤(spironolactone)과 에플레레논(eplerenone)은 K 상실을 일으키지 않는다.

약물 중에서 산염기평형장애를 일으키는 것으로는 아스피린(아세틸살리실산)이 있다. 비스테로이드 항염증제(non-steroidal anti-inflammatory drug, NSAID)의 하나이며, 호흡성 알칼리증과 대사성 산증의 혼합성 산염기평형장애를 일으키는 것으로 유명하다. 그 외에 메틸알콜과 에틸렌글리콜 등 산염기평형에 영향을 준다. 오음으로 의한 철분제 복용과 자살 목적으로 사용되는 포르말린 등도 문제가 된다.

호흡중추를 자극하여 호흡성 알칼리증을 일으키는 약물도 있다.

• 칼륨보전이뇨제(potassium sparing diuretic)

이 유형의 이뇨제는 K^+ 분비부위인 원위곡요세관, 접합요세관, 피질부 집합요세관에 작용한다. 스피로놀락톤(Aldactone A®)은 알도스테론 수용체에 경쟁적으로 길항하고 알도스테론의 Na^+ 재흡수, K^+ 분비작용을 저해한다. 그에 비

해 칼륨보전이뇨제 중 하나인 아밀로라이드(amiloride)와 트리암테렌(triamterene)은 이 부위의 요세관 관강측 막의 Na^+ 투과성을 감소시켜(Na 채널과 결합), Na^+ 재흡수를 억제한다. Na^+ 재흡수가 억제되어 이차적으로 K^+ 분비도 억제된다. 작용기전는 다르지만, 양쪽 모두의 이뇨 효과와 K^+ 유지 가능성은 거의 변함이 없다. 그러나 속발성 알도스테론증을 나타내는 환자에게는 알도스테론 길항제인 스피로놀락톤을 사용하는 편이 이론적이다.

• 아세틸살리실산(acetylsalicylic acid, 아스피린)

해열진통제는 NSAID의 하나이며, 부작용으로 위장장애, 출혈, 기관지천식 유발, Reye 증후군 등이 있지만, 그 외에도 salicylism이라고하는 산염기평형장애를 초래한다. 특히 소아에게서는 이물질을 잘못 섭취하거나 성인에게서는 자살로 인한 경우가 많다. 경구 투여에서의 치사량은 20~30g이며, 10g 이상의 섭취로 12~24시간 이내에 증상이 나타난다. 소아에게서는 감수성이 높고, 1.9g 이상의 복용으로 증상이 나타날 가능성이 있다. 산염기평형에 미치는 영향은 호흡중추 자극에 의한 과호흡, 호흡성 알칼리증이 일어나 더욱 구토가 더해지면 대사성 알칼리증도 합병한다. 또한 당대사장애, 요세관장애, 조직에서의 저산소 등으로 인한 대사성 산증이 일어난다. 성인은 대사성 알칼리증이 전면적으로 나타나지만 소아에게서는 대사성 산증이 나타나는 경우가 많다. 치료는 살리실산의 배설 촉진이며 소변의 알칼리화가 효과적이다($NaHCO_3$ 투여). 혈중 농도가 70~100mg/dL 이상인 경우에는 혈액투석이 적용된다.

• 메틸알코올(methyl alcohol)

시약의 잘못된 섭취, 자살 목적 등에 의한 섭취가 있다. 40g 섭취로 시력장애가 되며 치사량은 80g이다. 사망한 예의 혈중 메틸알코올 농도는 110~240mg/dL이다. 음주 후 만취상태가 되고, 에틸알코올보다 단시간에 회복하지만 그 후 24시간 후에 중독 증상이 나타난다. 눈이 흐릿해지거나 두통, 복통, 메스꺼움 등 중추신경 증상이며 혼수 상태로 진행한다. 메틸알콜의 대사 산물 포름알데히드와 포름산에 의해 현저한 대사성 산증을 일으킨다.

치료는 메틸알콜의 체외 배설이 있으며 혈액투석이 효과적이다. 혈액투석의 준비 단계에서는 에틸알코올의 ADH(alcohol dehydrogenase) 친화성이 메틸알코올의 10배나 높은 것을 이용하여 에틸알코올을 투여한다. 실제로 위스키 30mL를 3시간마다 위 튜브로 투여한다.

• 에틸렌글리콜(ethylene glycol)

라디에이터에서의 부동액 성분으로 사용되고 있으며, 알코올 중독 환자가 알코올 대신 마시거나 밀조주에 혼입하며 또한 와인에 소량 섞는 것으로 일어난다. 치사량은 100mL이다. 1시간 정도 환각, 의식장애, 신경 증상 등이 발생하며 12시간에 심장 마비, 순환장애, 48시간 급성신부전이 된다. 에틸렌글리콜은 ADH에 의해 대사를 받아 glycolaldehyde, glycolic acid, glyoxylate, oxalate이 되고 이들에 의해 음이온차이(AG) 증가형 대사성 산증이 된다. 또한 해당계인 NADH/NAD 비율을 증가시키고 젖산 생산이 증가하여 젖산성 산증이 더해진다. 에틸알콜인 ADH 유화성은 에틸렌글리콜의 100배이며, 에틸알콜 혈중 농도가 100mg/dL이되도록 투여하면 좋다. 가급적 조기에 혈액투석으로 제거해야 한다. 진단에서는 혈청삼투압 차이와 소변 옥살산 Ca 결정 석출(바늘 또는 봉투모양 결정)이 관건이 된다.

• 철

소아가 잘못 섭취하여 중독을 일으키는 경우가 있다. 일반적으로 철결핍성 빈혈 치료에 사용되는 황산철로는 10정 정도라도 쉽게 중독된다. 혈중 농도가 500mg/dL를 초과하면 심각한 중독 증상을 나타낸다. 처음 나타나는 증상은 철의 부식작용에 의한 위·소장 점막의 출혈 등 복부 증상이다. 그 증상이 회복된 후 쇼크로 사망하는 경우가 있으며 이것은 대사성 산증에 의한 경우라고 생각할 수 있다. 제2철에서 제1철로 변화할 때에 H^+ 방출되며 또한 순환부전에 의한 젖산 축적이 더해져 대사성 산증을 일으킨다. 치료는 킬레이트제인 디비엘데페록사민메실레이트[Desferal®(DFO)]를 이용하지만, 혈액투석은 무효이다.

• 포르말린(formalin)

포름알데히드의 수용액이며, 에탄올이 추가되어 있다. 자극적인 냄새가 있고 이물 섭취와 자살 목적으로 인한 중독, 구형 타입의 인공투석기의 소독세정 부족 등으로 일어난다. 치사량은 30~60mL이며 피부 점막장애와 중추신경장애를 일으킨다. 조기에 혼수로 빠져 사망한다. 회복례에서도 식도협착이나 반흔성 위 위축을 일으킨다. 포름알데히드는 대사되어 포름산이 되고 대사성 산증을 일으킨다. 치료로는 2% 탄산암모니아 100mL 및 요소 20g로 위 세척을 실시한다.

• 톨루엔(toluene)

접착제나 페인트 용해제로 사용되고 있지만 다행감(euphoria)을 얻을 수 있으므로 중독이 되는 사람(glue sniffer)이 있다. 톨루엔 흡입으로는 케톤체의 마뇨산이 증가하고 대사성 산증이 된다. 소변의 암모니아차이로 진단할 수 있다(**21장** 참조).

◈ 참고문헌

Gabow PA, et al. Acid-base disturbances in the salicylate-intoxicated adult. Arch Intern Med. 1978 ; 138 : 1481-4.

한글 찾아보기

영문 찾아보기